U0123488

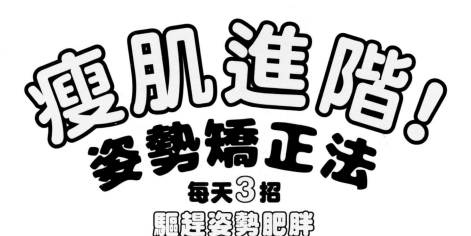

瘦肌進階！姿勢矯正法

每天3招驅趕姿勢肥胖

日本順天堂大學醫學系專任教授
坂井建雄 監修
戶川愛 著

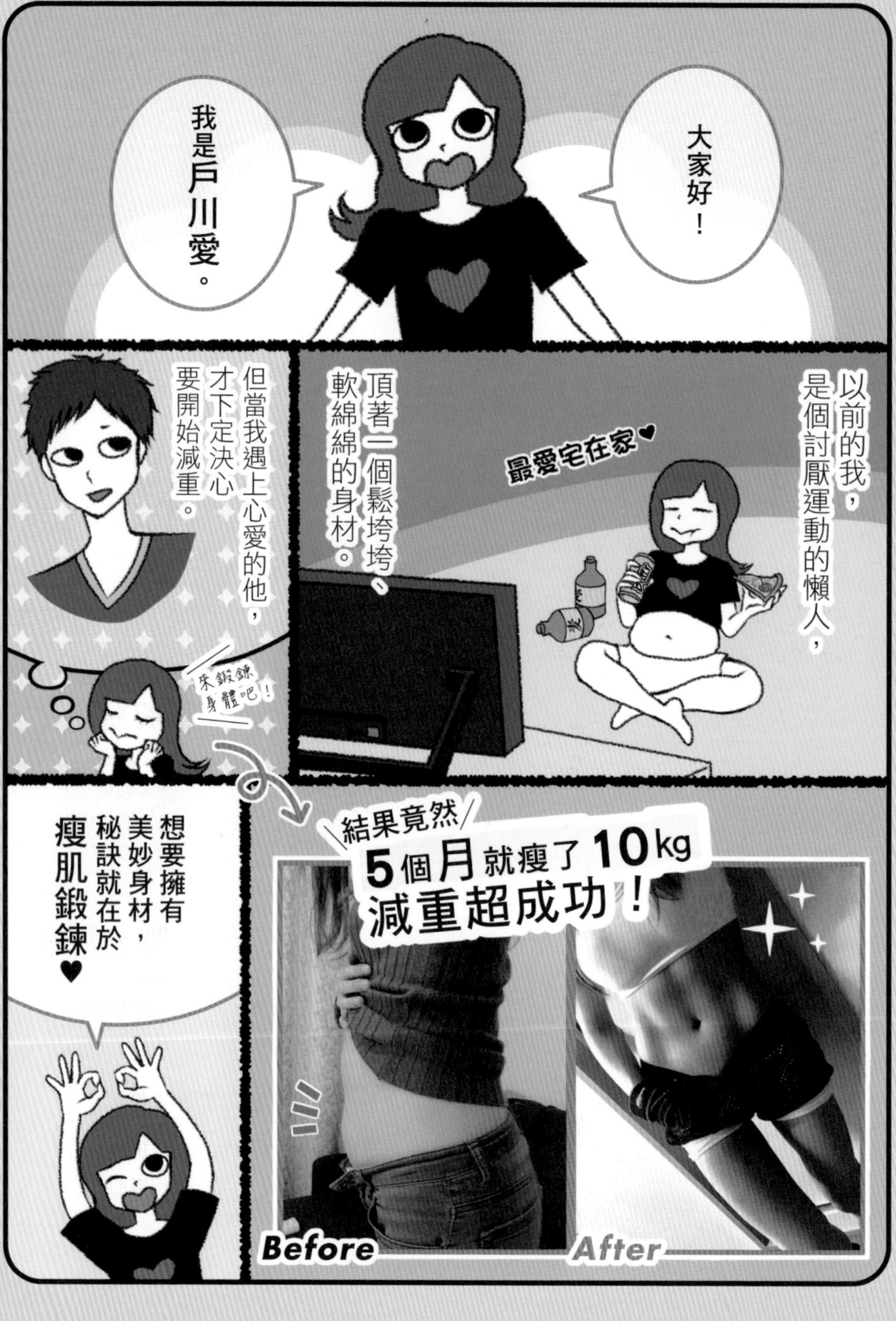
大家好！
我是戶川愛。
以前的我，是個討厭運動的懶人，
最愛宅在家♥
頂著一個鬆垮垮、軟綿綿的身材。
但當我遇上心愛的他，才下定決心要開始減重。
來鍛鍊身體吧！
結果竟然
5個月就瘦了10kg
減重超成功！
Before
After
想要擁有美妙身材，秘訣就在於瘦肌鍛鍊♥

減重成功的祕訣★

這就是「瘦肌塑身法」！

「瘦肌」就是能讓身體緊實、有條線的肌肉。
重點鍛鍊這樣的肌肉，就能迅速成功減重塑身！

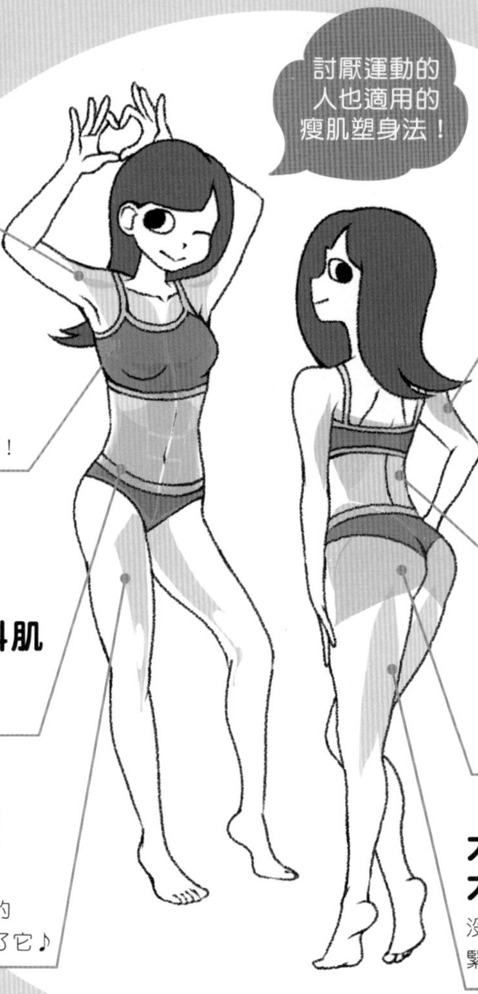
討厭運動的
人也適用的
瘦肌塑身法！

肩膀
三角肌
讓肩膀扎實隆起，
營造出小臉效果♥

胸部
胸大肌
同時實現
增強新陳代謝、
豐胸的雙重願望！

腹部・腰圍
腹直肌・
腹橫肌・腹斜肌
就是要緊實的
腰線和平坦的小腹！

大腿內側
內收肌
要有筆直迷人的
雙腿，就少不了它♪

上臂
上臂三頭肌
不論幾歲，都能擁有
緊實上臂，拒絕掰掰肉！

背部
背闊肌
增強代謝★
打造人人稱羨的
魅力美背線條。

臀部
臀大肌、臀中肌
讓人忍不住
多看兩眼的翹臀♥

大腿後側
大腿後側肌群
沒有橘皮組織的
緊實雙腿！

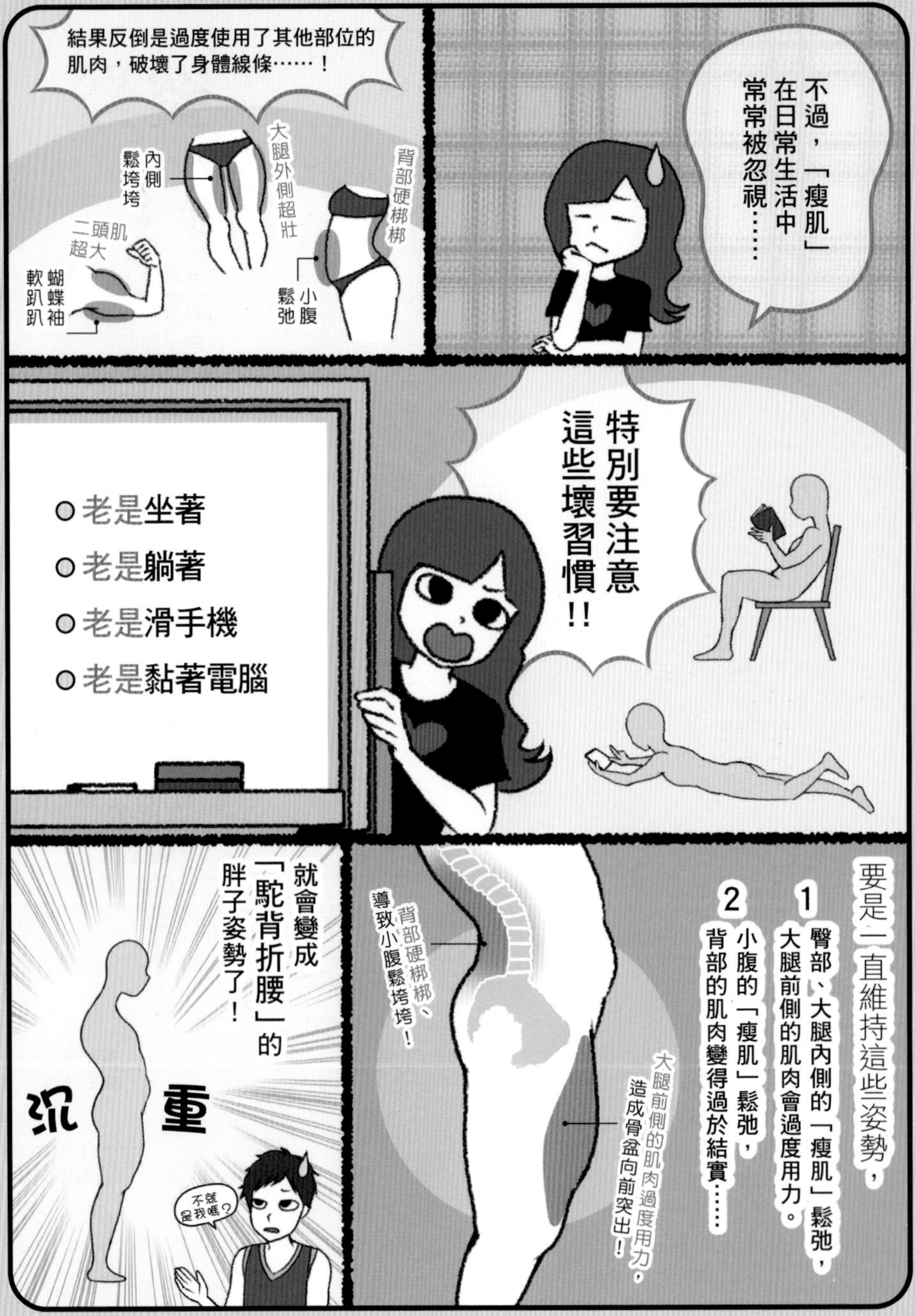

不過，「瘦肌」在日常生活中常常被忽視……
結果反倒是過度使用了其他部位的肌肉，破壞了身體線條……！
背部硬梆梆
小腹鬆弛
大腿外側超壯
內側鬆垮垮
二頭肌超大
蝴蝶袖軟趴趴
特別要注意這些壞習慣!!
老是坐著
老是躺著
老是滑手機
老是黏著電腦
要是一直維持這些姿勢，
1 臀部、大腿內側的「瘦肌」鬆弛，大腿前側的肌肉會過度用力。
2 小腹的「瘦肌」鬆弛，背部的肌肉變得過於結實……
背部硬梆梆、導致小腹鬆垮垮！
大腿前側的肌肉過度用力，造成骨盆向前突出！
就會變成「駝背折腰」的胖子姿勢了！
沉重
不就是我嗎？

易胖難瘦的

「駝背折腰」姿勢導致鬆垮垮的身材！

折腰指的是腰部過於向後彎，造成肚子突出的姿勢。長時間坐在辦公室、或是使用智慧型手機等久坐姿勢，大腿前側的肌肉持續呈收縮狀態，會讓**骨盆向前傾、脊椎向後彎**，當有這種情況時，身體為了取得平衡，背部上側就會拱起，變得駝背的姿勢……雖然**乍看之下還看不出來駝背，但當背部上側拱起時**，就要注意了！

此外，運動不足也會造成脊椎僵硬，如此一來**肋骨、骨盆也會跟著僵硬無法好好活動**，陷入惡性循環。造成水桶腰、小腹、臀部下垂、粗壯大腿……很快就會造成減肥也瘦不下來的鬆垮垮身材。比起限制飲食，此時更該做的是改善姿勢！展開瘦肌塑身法，打造理想的身材吧！

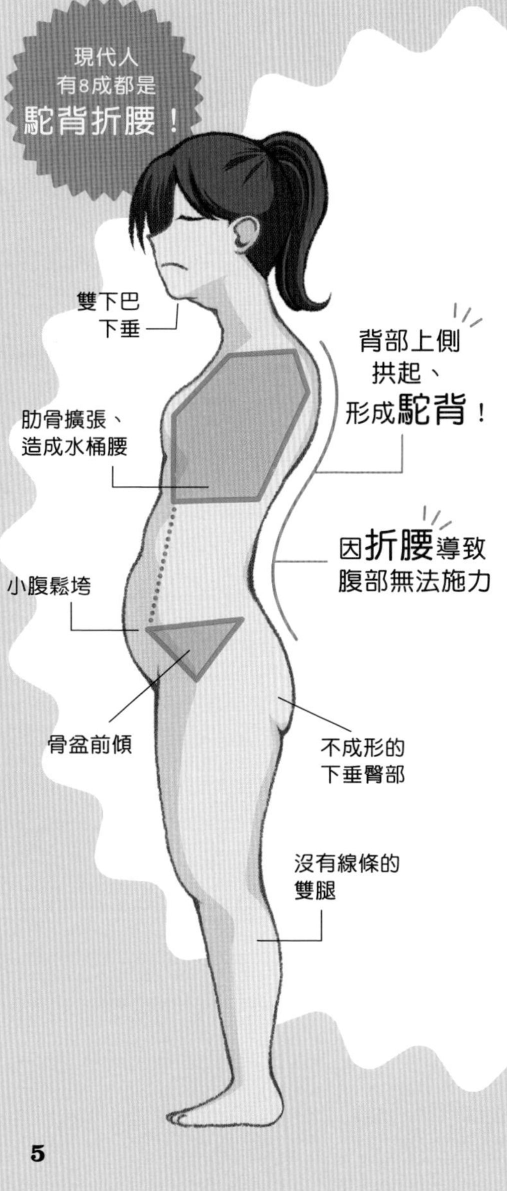
現代人
有8成都是
駝背折腰！
雙下巴
下垂
背部上側
拱起、
形成駝背！
肋骨擴張、
造成水桶腰
因折腰導致
腹部無法施力
小腹鬆垮
骨盆前傾
不成形的
下垂臀部
沒有線條的
雙腿

臀部突出的折腰體型

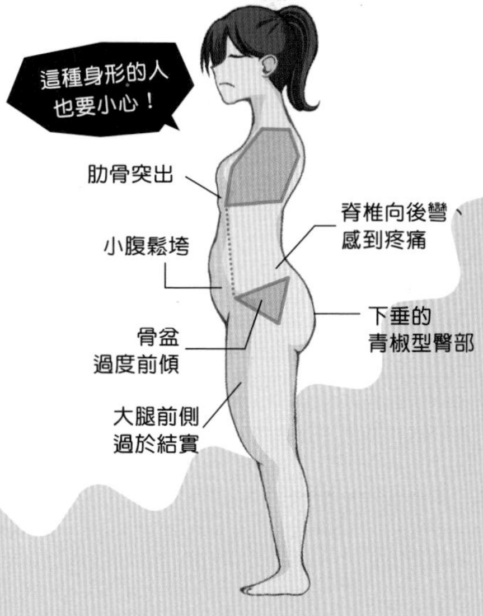
這種身形的人
也要小心！
肋骨突出
脊椎向後彎、
感到疼痛
小腹鬆垮
下垂的
青椒型臀部
骨盆
過度前傾
大腿前側
過於結實

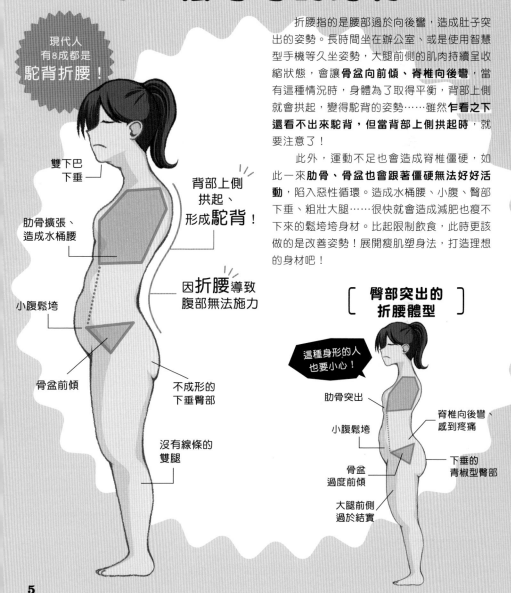

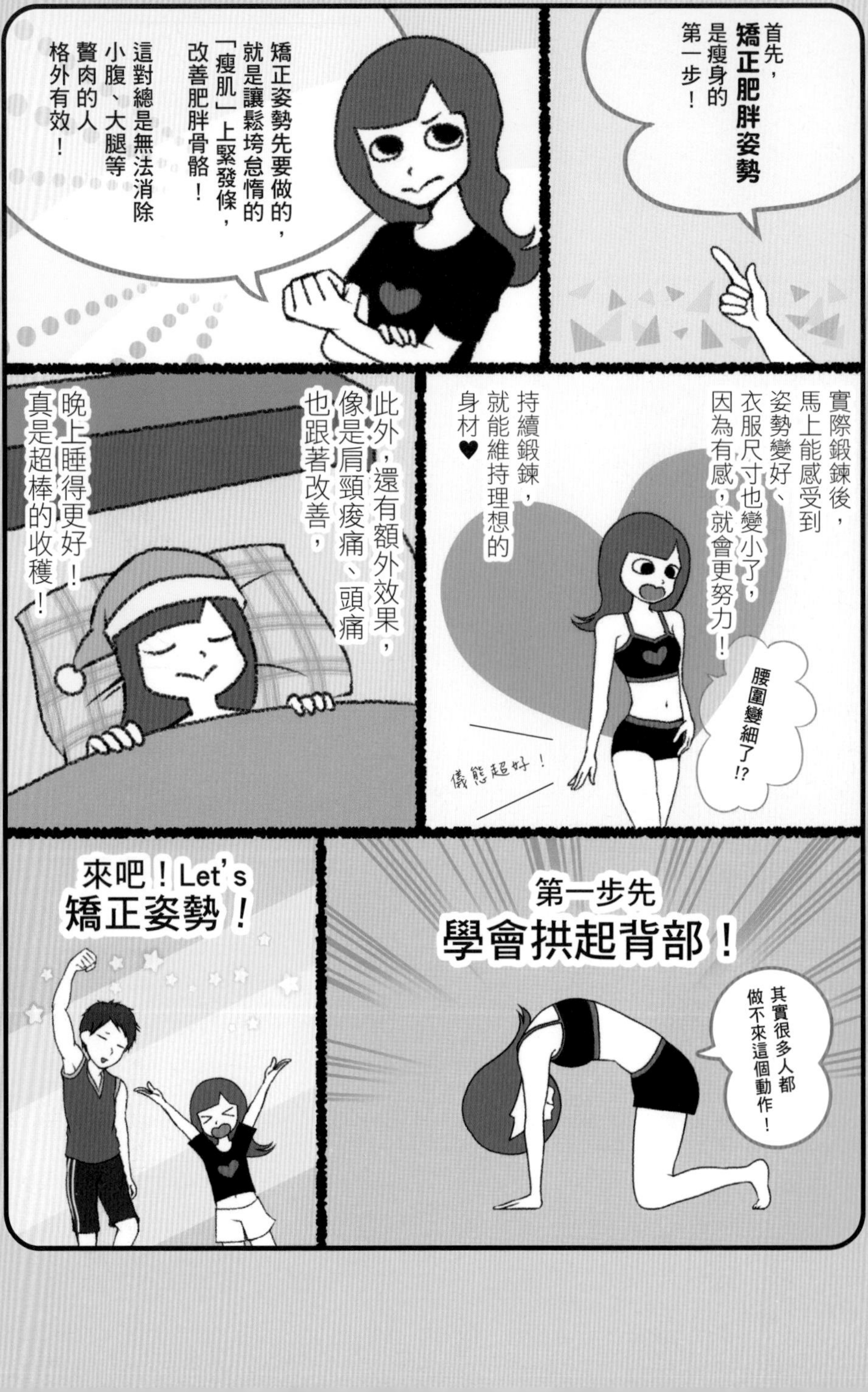
首先，
矯正肥胖姿勢
是瘦身的
第一步！
矯正姿勢先要做的，
就是讓鬆垮怠惰的
「瘦肌」上緊發條，
改善肥胖骨骼！
這對總是無法消除
小腹、大腿等
贅肉的人
格外有效！
實際鍛鍊後，
馬上能感受到
姿勢變好、
衣服尺寸也變小了，
因為有感，就會更努力！
持續鍛鍊，
就能維持理想的
身材♥
腰圍變細了!?
儀態超好！
此外，還有額外效果，
像是肩頸痠痛、頭痛
也跟著改善，
晚上睡得更好！
真是超棒的收穫！
第一步先
學會拱起背部！
其實很多人都
做不來這個動作！
來吧！Let's
矯正姿勢！

矯正姿勢瘦身法 3大重點！

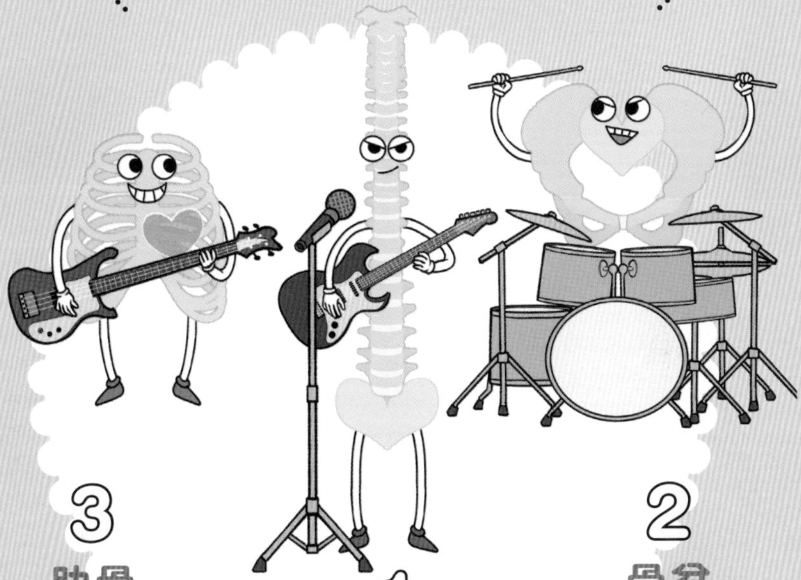

3

肋骨

肋骨與影響新陳代謝的
呼吸息息相關。
錯誤的呼吸法
會造成粗粗的水桶腰。

1

脊椎

脊椎僵硬也是
「駝背折腰」的原因，
也會造成小腹鬆弛。

2

骨盆

骨盆和下半身的
肌肉息息相關。
骨盆若變形、不正，
更會影響全身！

脊椎、骨盆、肋骨與全身上下都緊緊相連，只要其中任何一處走位，整體都會受到影響。伸展運動搭配肌肉健身組成的鍛鍊法，能讓這3大骨骼回歸原位，馬上就能感受到身材的變化！

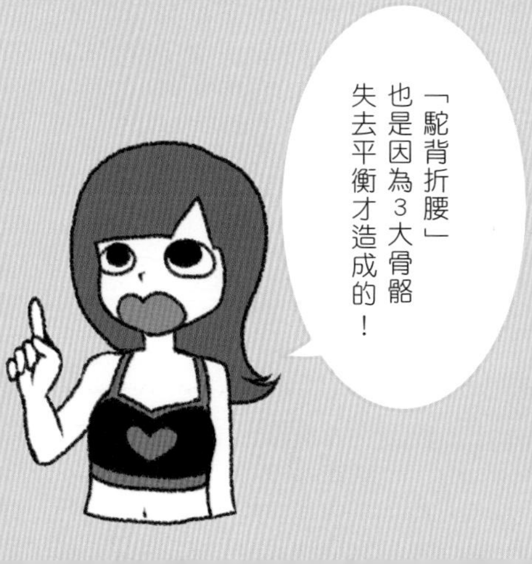
「駝背折腰」
也是因為3大骨骼
失去平衡才造成的！

就能產生這麼大的變化！

「身體變輕盈、
行動更自如了。」
（女性・42 歲）

「才開始鍛鍊 1 週，
馬上就有3個人對我說
『咦！妳變瘦了嗎？』
矯正姿勢的效果太厲害！」
（女性・32 歲）

「對臀部效果極佳的半蹲
深得我心。這輩子第1次
有了臀部線條！」
（女性・30 歲）

「即使不用啞鈴
也可以實際
感受到肌肉增加
了。」
（女性・23 歲）

「因為姿勢正確，
長時間久坐也
不再痛苦」
（男性・35 歲）

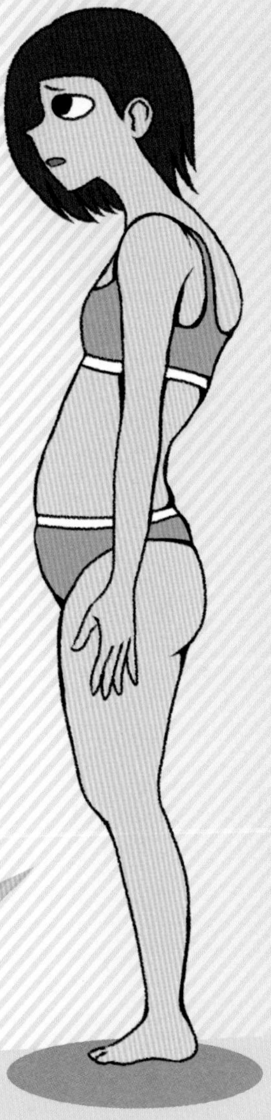

光靠矯正姿勢，身體

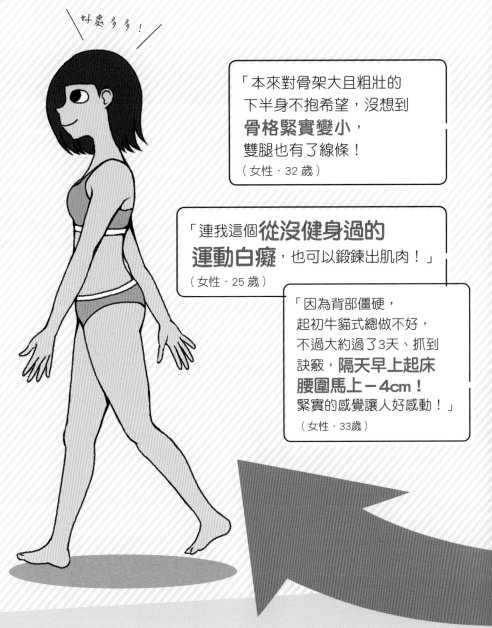

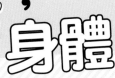

「本來對骨架大且粗壯的
下半身不抱希望，沒想到
骨格緊實變小，
雙腿也有了線條！
（女性．32 歲）

「連我這個**從沒健身過的**
運動白癡，也可以鍛鍊出肌肉！」
（女性．25 歲）

「因為背部僵硬，
起初牛貓式總做不好，
不過大約過了3天、抓到
訣竅，**隔天早上起床**
腰圍馬上－4cm！
緊實的感覺讓人好感動！」
（女性．33歲）

馬上Check！

說不定你也是姿勢肥胖！

瘦肌鬆弛不但會讓身體線條崩壞，
還會造成各種身體不適。只要有其中任何一項，
你就有可能是姿勢肥胖！

慢性肩頸痠痛

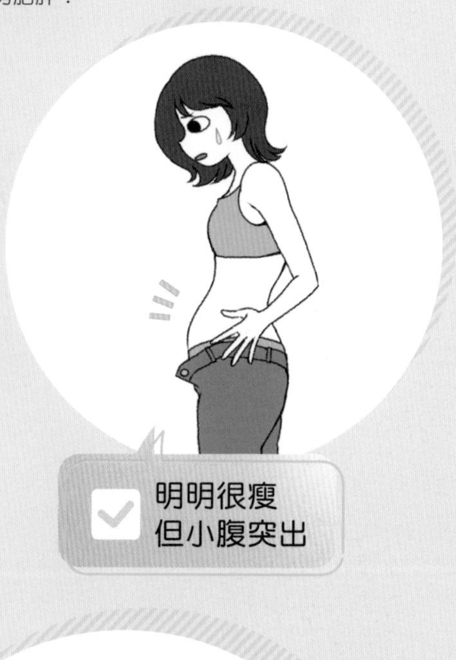
明明很瘦
但小腹突出

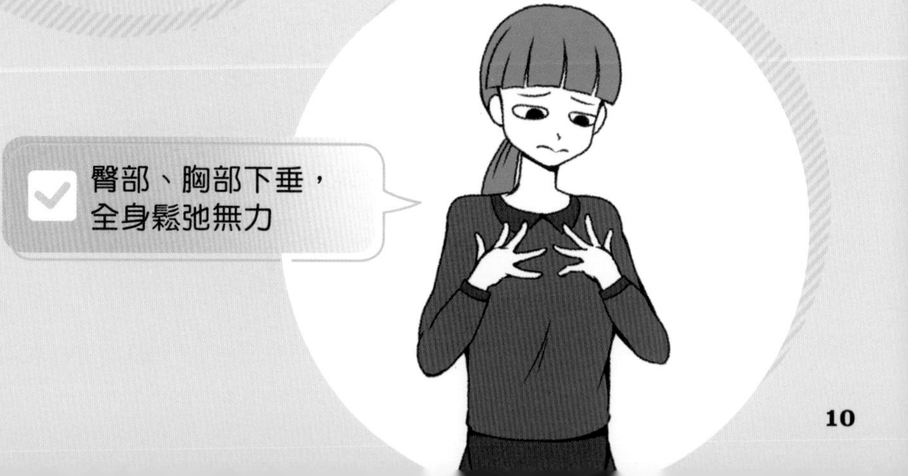
臀部、胸部下垂，
全身鬆弛無力

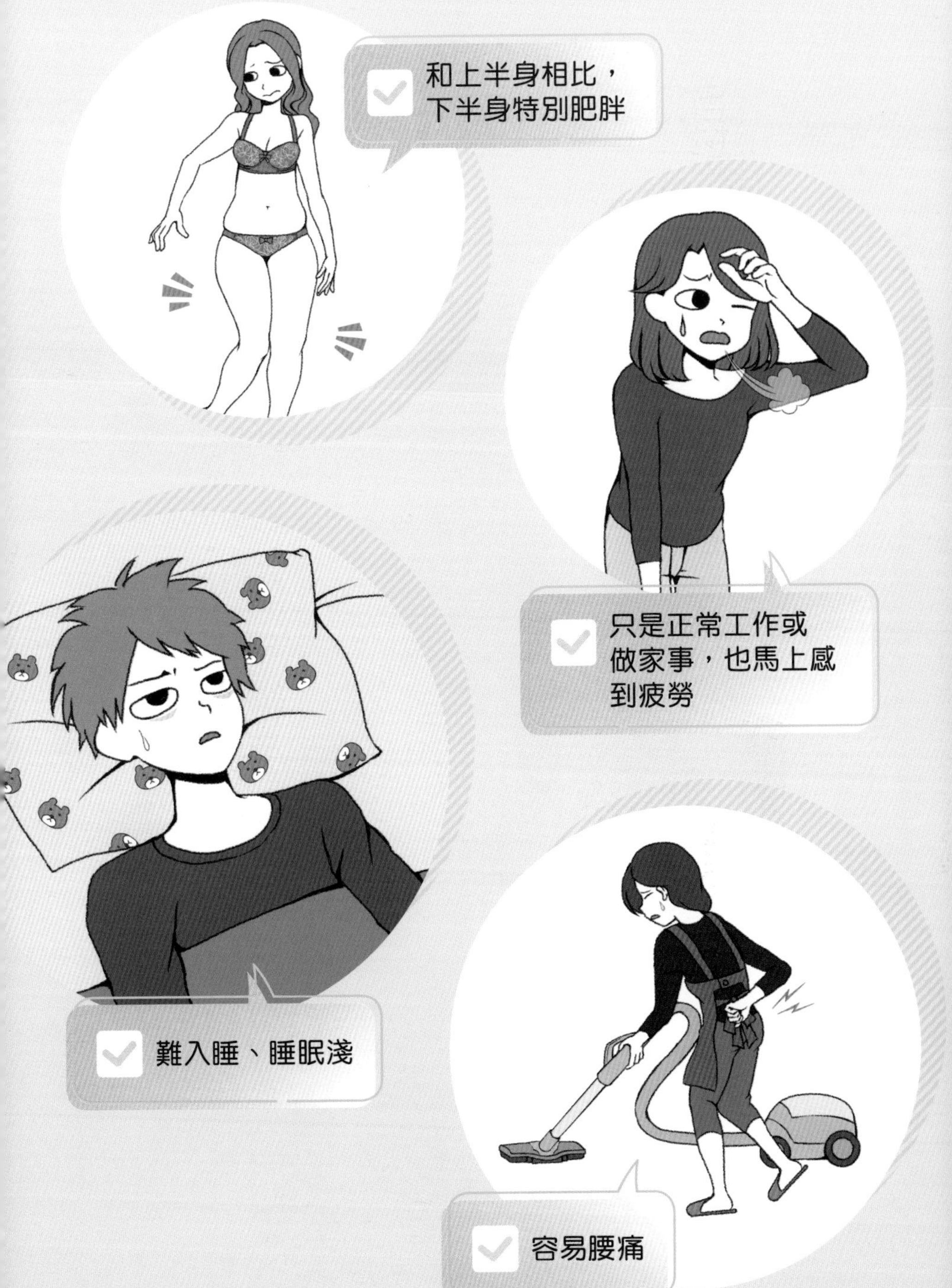
和上半身相比，
下半身特別肥胖
只是正常工作或
做家事，也馬上感
到疲勞
難入睡、睡眠淺
容易腰痛

初次嘗試也可以 加倍見效的小技巧！

1 只要先完成1次就好！

比起次數多寡，能以正確的姿勢執行才更重要。若以錯誤的姿勢鍛鍊，不論做多少次也不會有成效。第1次嘗試時不用勉強，只要用**正確的姿勢做完1次**就好！只要正確，馬上就會實際感受到「這邊的肌肉動起來了」，首先就是要找到這樣的感覺。

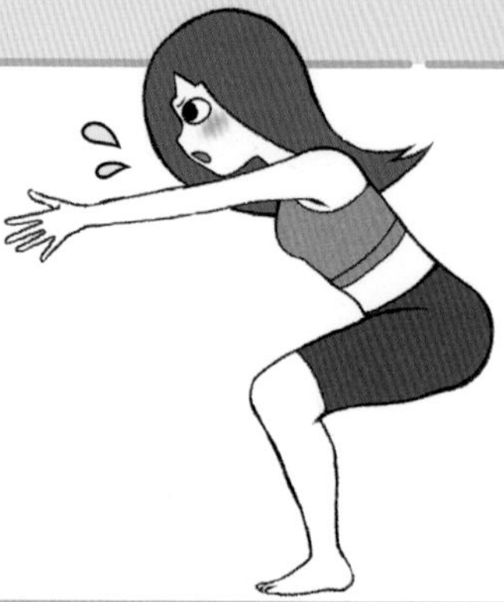

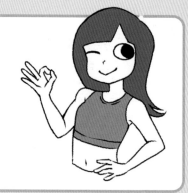

2 不用每天進行鍛鍊也OK！

健身後若有某個部位感到痠痛，那麼針對這部位的鍛鍊就可以先休息。

其實，不要每天針對相同部位進行鍛鍊，成效反而更高。**等3～4天，讓肌肉恢復，再鍛鍊**更有效果。不過，腹部肌肉恢復速度快，除非是難以承受的痠痛程度，不然每天進行也是OK的。

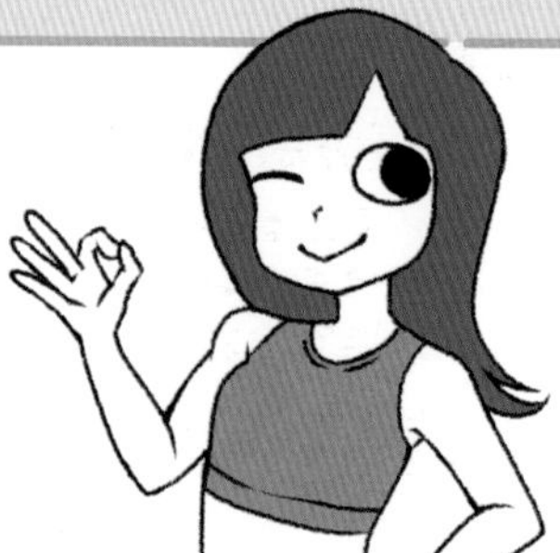

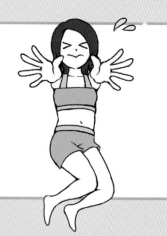

3 並非次數越多就越好。

一旦疲勞姿勢就難以維持，每組的動作之間最好都**排入休息時間（間隔）**為佳。本書介紹的每組鍛鍊動作都有列出次數與組數，感到吃力時**減少次數也OK**。不過，若只做1組難有成效，至少要做2組以上哦。

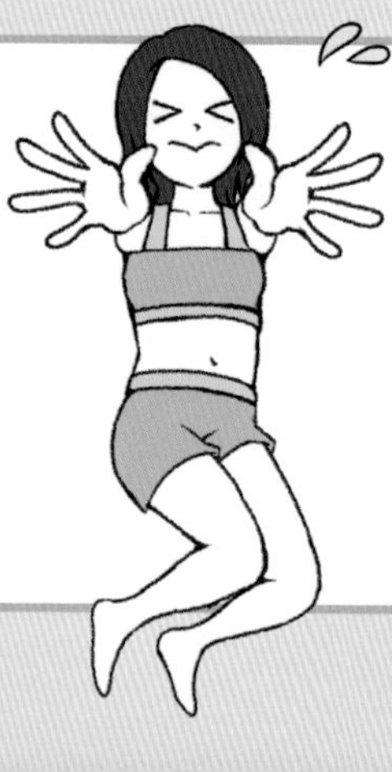

4 吐氣要全部吐完

鍛鍊時注意呼吸，就能刺激到平時較難留意到的深層肌肉。重點在於把吸入的空氣全數吐盡，讓肋骨緊縮有助於矯正姿勢。當覺得已經把氣吐盡後，**再吐一口氣**，是提升效果的小技巧。

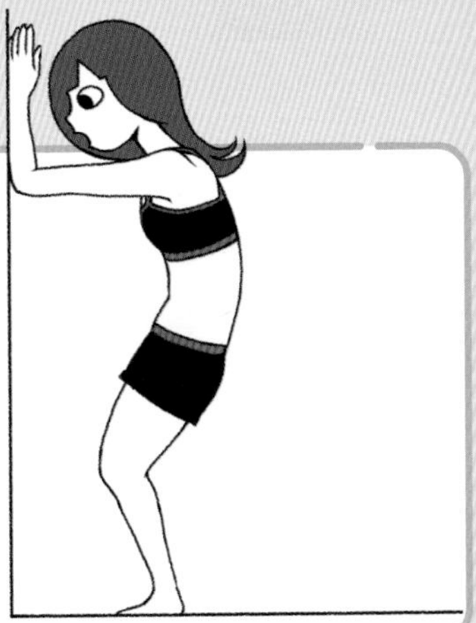

5 留意腹部要持續施力、不可放鬆

為了確實刺激到想要鍛鍊的肌肉，**運用腹部是很重要的**一環。腹部一旦放鬆，姿勢就會鬆懈，增加其他部位的負擔或造成腰痛。確實施力運用腹部，採取正確的動作，就能提升鍛鍊的效果！

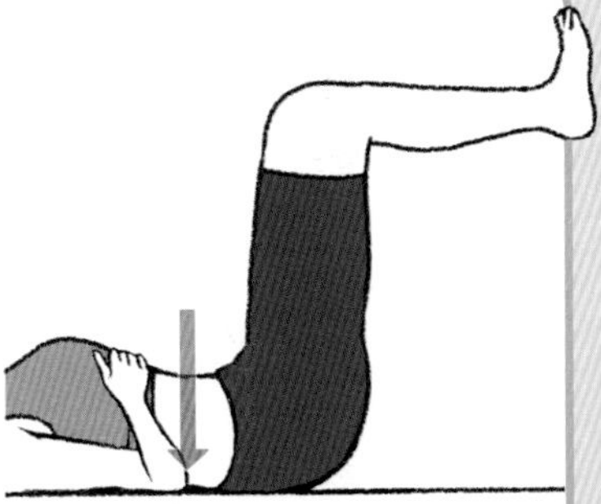

6 利用空檔時間伸展

伸展運動可以每天做，但比起一次做好幾組，確實做完1組後間隔一段時間再做，頻繁地矯正僵硬的身體反而效果更好。比如說**早晚各1次**，或是家事、工作間的空檔，找到符合自己生活作息的時間來伸展。

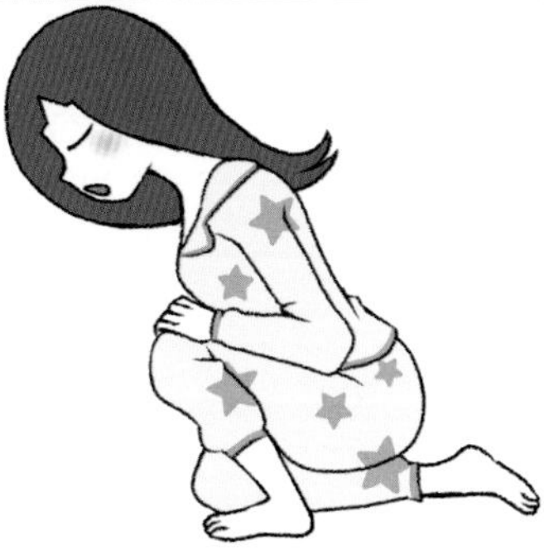

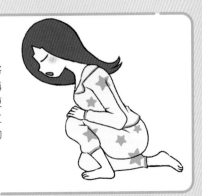

重點Check!

☆本書的使用法☆

伸展標示
希望伸展（如伸展動作）達到效果的部位會以藍色呈現「伸展標示」。

肌肉鍛鍊標示
希望刺激達到效果的肌肉會以紅色呈現「肌肉鍛鍊標示」。

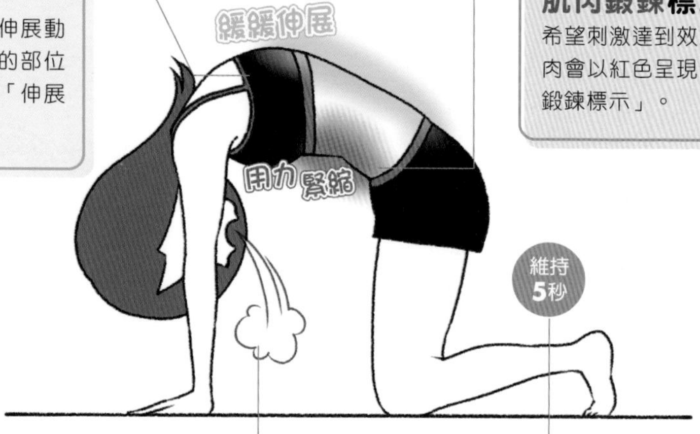

緩緩伸展
用力緊縮
維持
5秒

「伸展標示」與「肌肉鍛鍊標示」

目前的動作可以鍛鍊什麼部位的肌肉，只要看標示就一目了然。刺激越強、顏色越深！

呼吸

呼吸也算在鍛鍊動作當中，配合呼吸效果更加倍！

秒數標示

其實做出動作花費的時間和維持的時間才是最重要的。若維持時間短，則難以達到成效。一面算秒數，一面確實感受肌肉收縮吧！

目標次數與間隔

〔目標次數〕
20次×3組
〔間隔〕
1～2分鐘

若做不到可以減少次數，但不可減少組數。記得休息才能有效鍛鍊肌肉，要確實保持時間間隔。

伸展標示

伸展

看到這個標示就代表此一動作為伸展動作，每天做也OK。

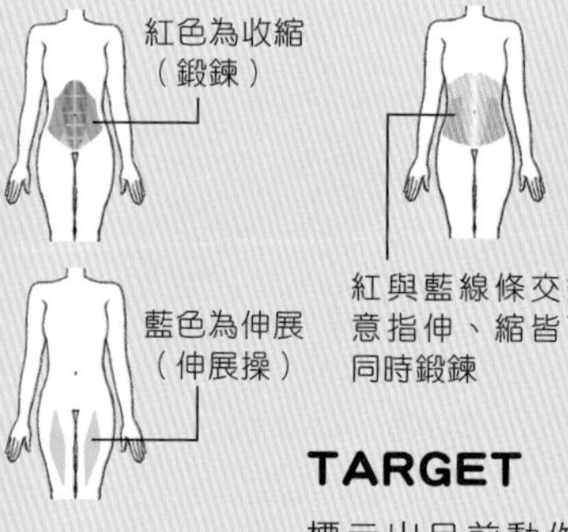

紅色為收縮
（鍛鍊）
藍色為伸展
（伸展操）
紅與藍線條交錯意指伸、縮皆可同時鍛鍊

TARGET

TARGET

標示出目前動作鍛鍊的肌肉狀況。藍色表示肌肉正在伸展放鬆，紅色則是肌肉在收縮鍛鍊中。

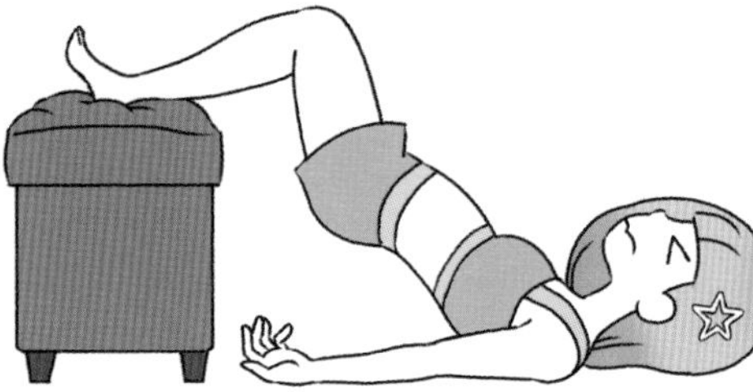

絕對不行!!

常會犯的NG點

覺得肌肉沒有受到刺激時，體重的重心應該放在哪？常犯的NG點為何？一一解說鍛鍊重點！

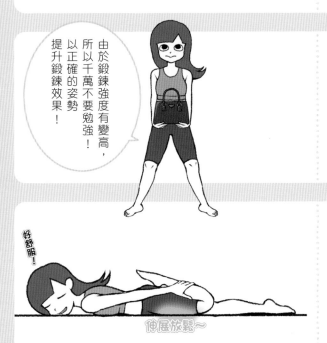

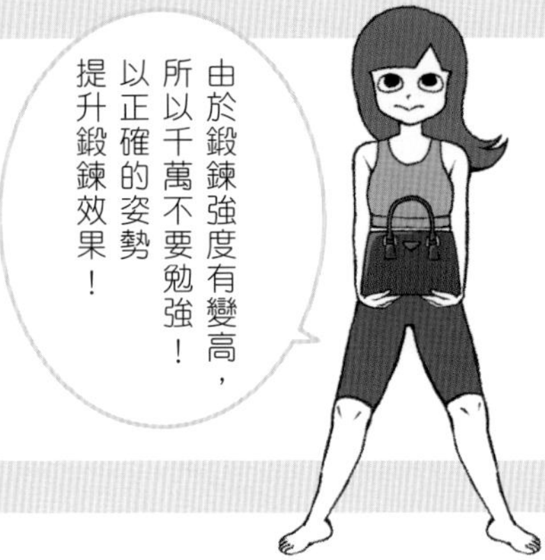
由於鍛鍊強度有變高，所以千萬不要勉強！以正確的姿勢提升鍛鍊效果！

習慣之後

能學到該鍛鍊的高強度版本，以及不同的刺激方式。挑戰後能更有效活動瘦肌！

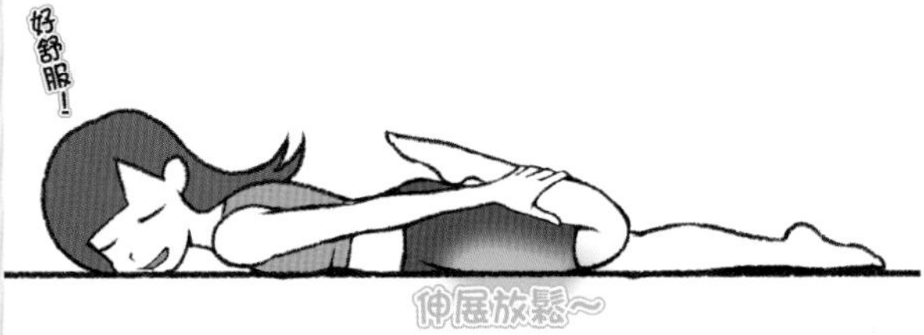
好舒服！
伸展放鬆～

效果加倍UP！

+α鍛鍊

非必要但能讓瘦身效果更加倍的鍛鍊法。

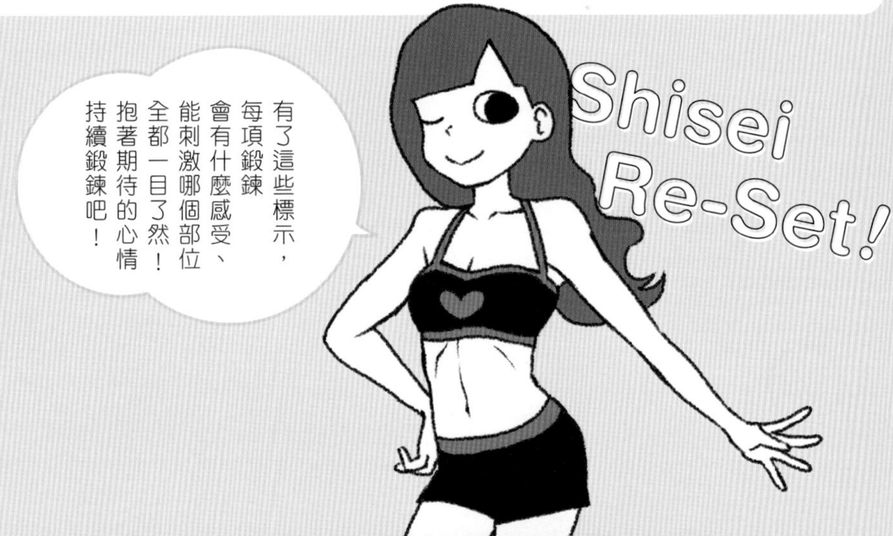
有了這些標示，每項鍛鍊會有什麼感受、能刺激哪個部位全都一目了然！抱著期待的心情持續鍛鍊吧！
Shisei Re-Set!

目錄

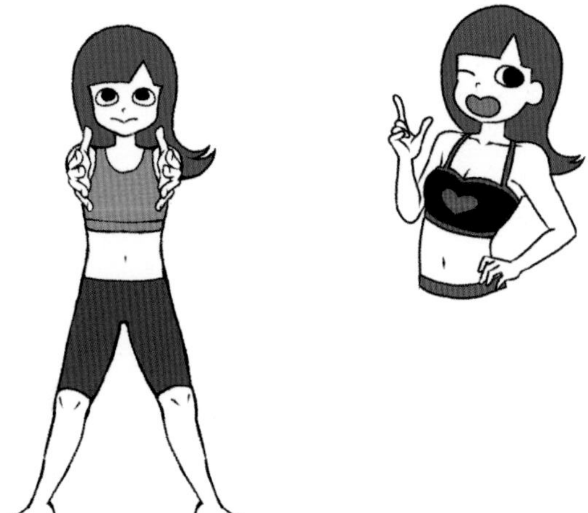

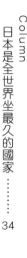

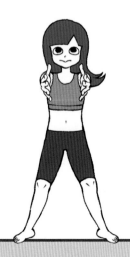

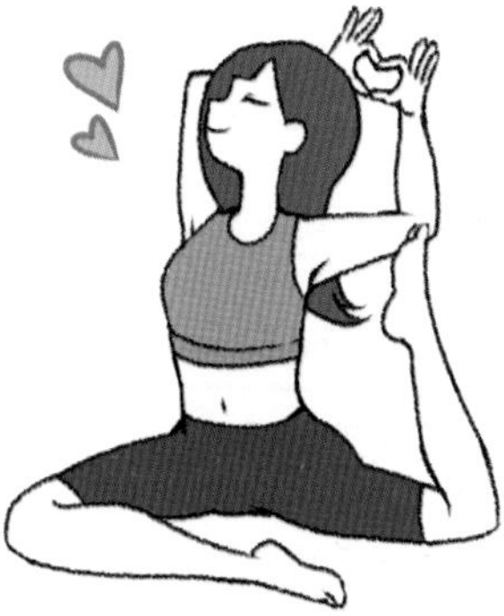

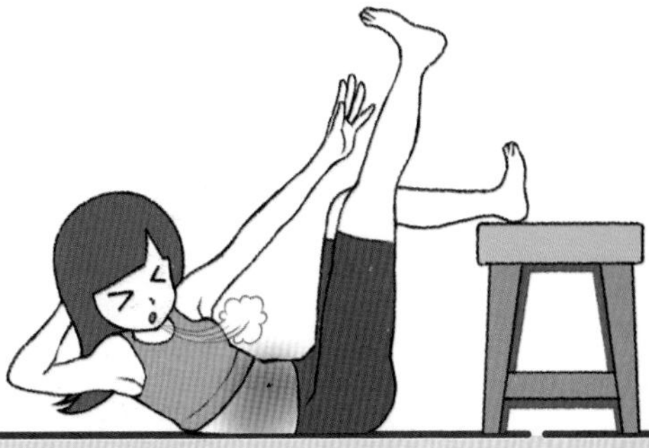

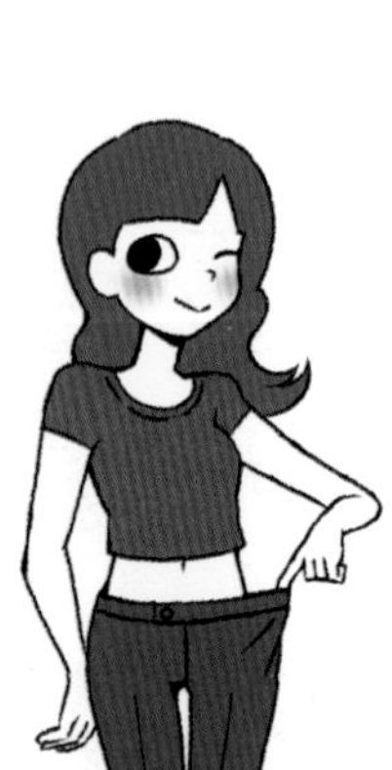

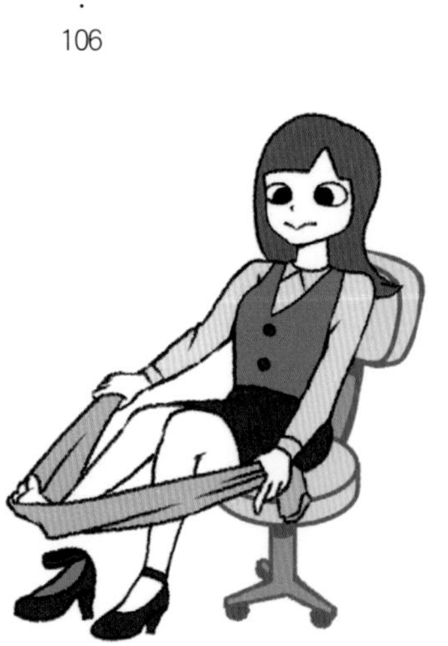

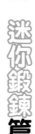

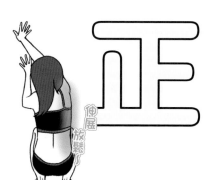

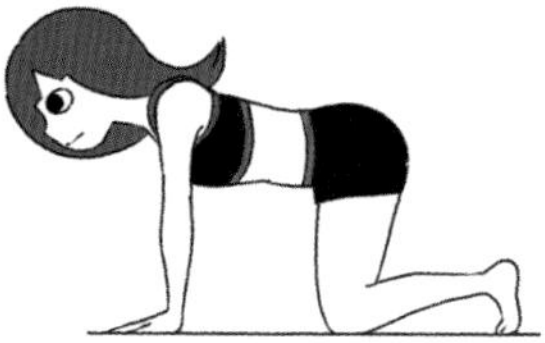

基本的姿勢矯正

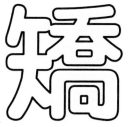

拱起背部就能讓
脊椎、骨盆、肋骨3處放鬆，
有人甚至馬上出現腰線，
是效果超強的鍛鍊。

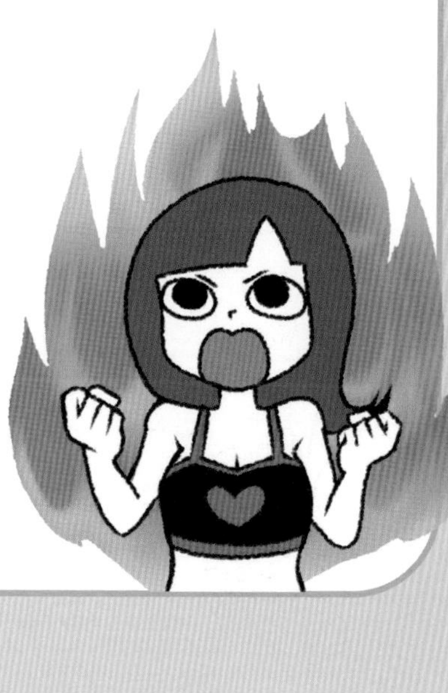

拱起背部

矯正肥胖姿勢

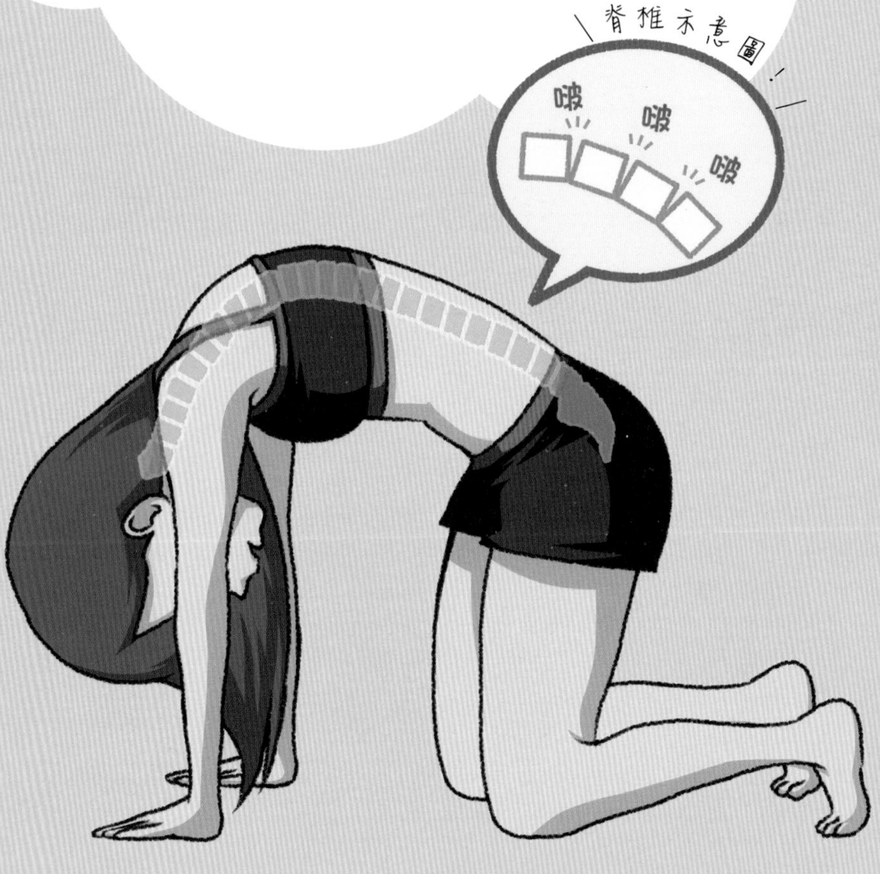

姿勢矯正3大重點

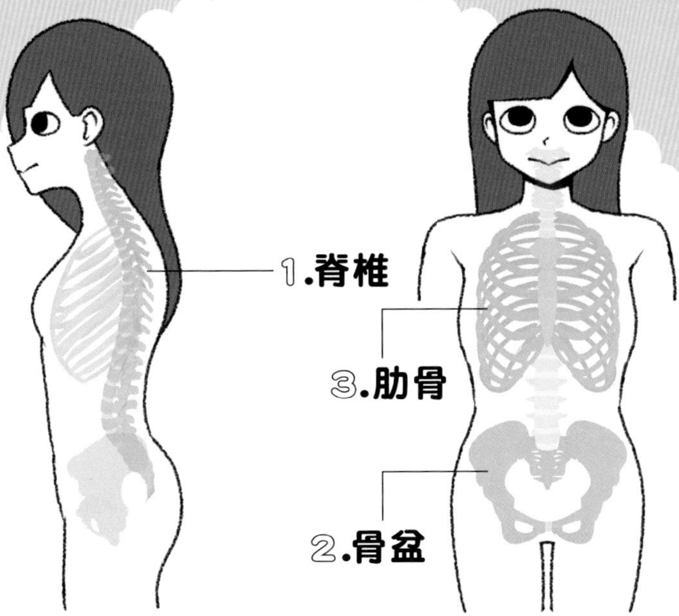

1.脊椎

從頸部到臀部的S型骨骼，其構造像是小小的積木堆疊在一起般。只要恢復脊椎的柔軟性，就能打造曼妙身材。

2.骨盆

連接上半身與下半身，並能穩定全身姿勢的骨骼。確實執行拱起背部的動作，就能有效控制骨盆，改善歪斜的狀況。

3.肋骨

與脊椎相連的骨骼，狀似鳥籠，會隨著呼吸開合。脊椎恢復柔軟度，呼吸更順暢後，肋骨也能回歸正確的位置。

要矯正「折腰駝背」的肥胖姿勢，基礎鍛鍊就是這個拱背動作！

這個動作可以**讓脊椎恢復柔軟性，使腹肌能確實施力，進而調整骨盆位置**。背部不再僵硬後呼吸更順暢，**肋骨也能變得緊實**。

拱背共有3種動作，首先要做的是**改善脊椎僵硬狀況**的牛貓式。**矯正骨盆**要使用手肘扶牆式，**矯正肋骨**則是用四肢著地式，都能讓全身備感舒暢。持續鍛鍊這些動作，就能讓身體自然而然恢復正確姿勢，打造緊實的身體！

牛貓式

Reset point：脊椎

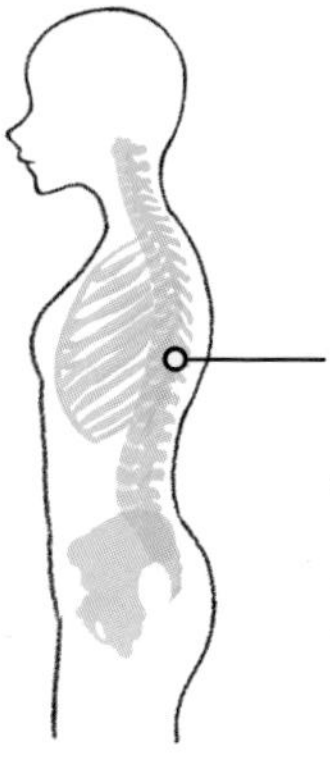

一招拉開僵硬脊椎！

〔目標次數〕
5次×1組

1
四肢著地，手放置於肩膀正下方，膝蓋置於髖關節正下方。
腳與腰同寬
腳尖著地

手腕易痛的人
可以在下方鋪毛巾增加高度

2
一面由口吐氣，一面將肚臍往天花板的方向頂，讓**背部用力向上拱起**。
氣吐盡後，再試著**多吐出一口**，然後再把肚臍向天花板頂。
緩緩撐開
肚臍向天花板頂
紮實用力
氣一定要吐到極限！
手要緊緊貼在地板上

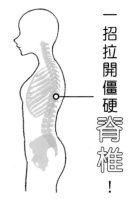

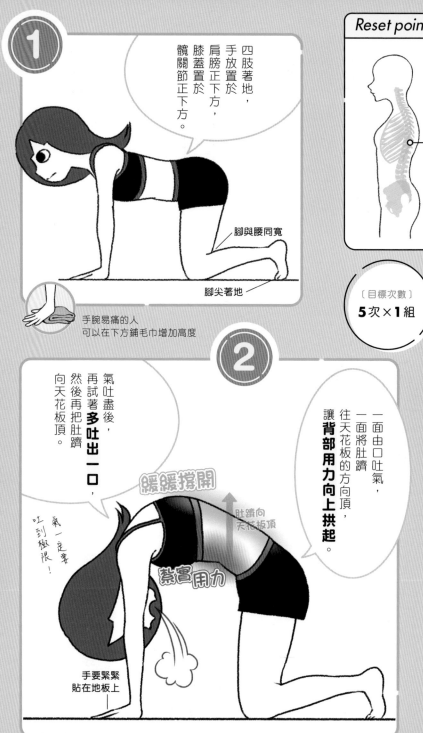

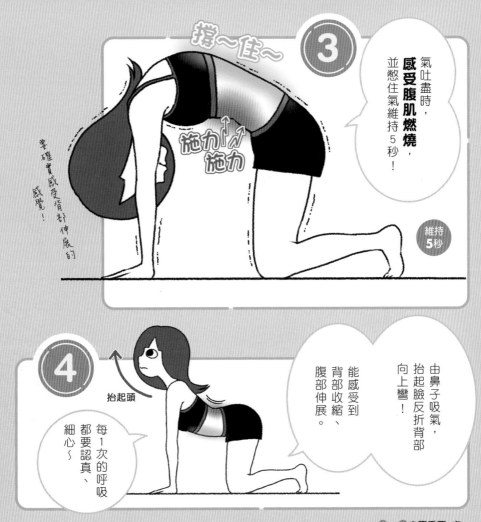

②～④步驟重覆5次

要矯正脊椎，就是要看能把背部向上頂多高。特別是平日不常運動的人，脊椎通常僵硬難動，即便已經拱起背部向上頂，卻常常根本沒有到位。

重點在於②，當氣吐盡後，腹部要用力施力，再多吐一口氣！一面做，一面使用腹肌將背部向上頂，背部才能確實伸展。持續鍛鍊就能掌握活動脊椎的感覺。除此之外，此一鍛鍊還能緊實腰線，雕塑效果超好！

Cat&Cow

Q&A
更有效的小技巧

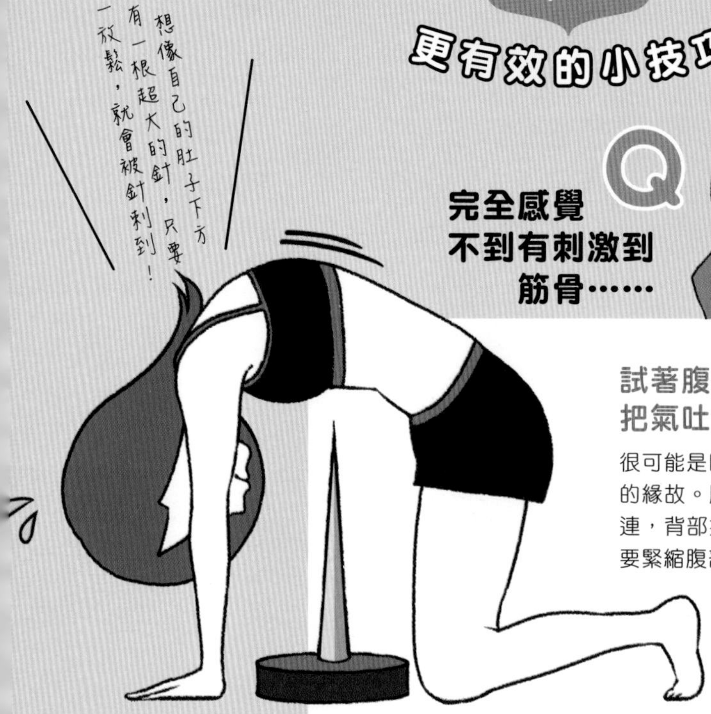
想像自己的肚子下方有一根超大的針，只要一放鬆，就會被針刺到！

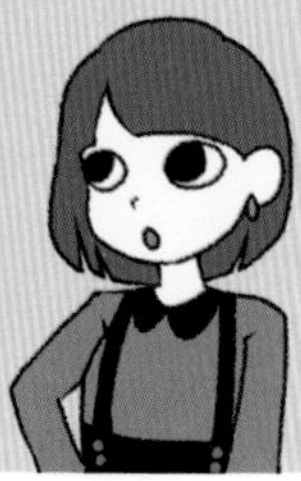

Q 完全感覺不到有刺激到筋骨……

試著腹部施力，把氣吐盡！

很可能是因為你**沒有把氣吐盡**的緣故。腹部的肌肉和呼吸相連，背部拱起向上頂時，一定要緊縮腹部、**吐氣吐到極限**，腹部覺得痠疼才是正確的做法。

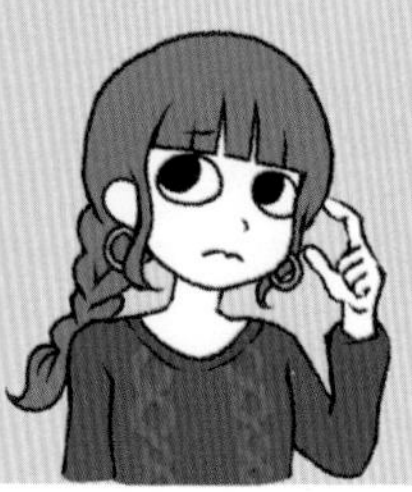

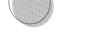

Q 反折背部時，腰會很痛，怎麼辦？

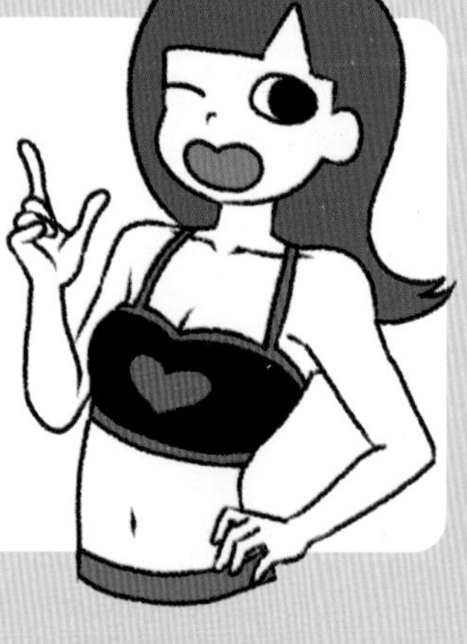

省略❹的步驟也OK！

有些人做步驟❹的動作時會腰痛。**此一鍛鍊的目的在於拱起背部往上頂，因此這個步驟不用勉強去做也沒關係！**覺得疼痛就請直接跳過❹，做完❸就回到❶即可。

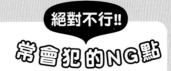

絕對不行!! 常會犯的NG點

肩膀聳起

這也是背部沒有確實頂足的證據。雙手**要用力撐住地板**，把背部向上提。

背部拱起的幅度不足

背部一定要確實拱起上頂，不然**無法矯正脊椎**。腹部一定要用力地將肚臍向天花板頂。

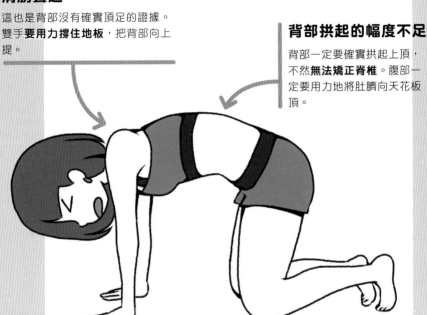

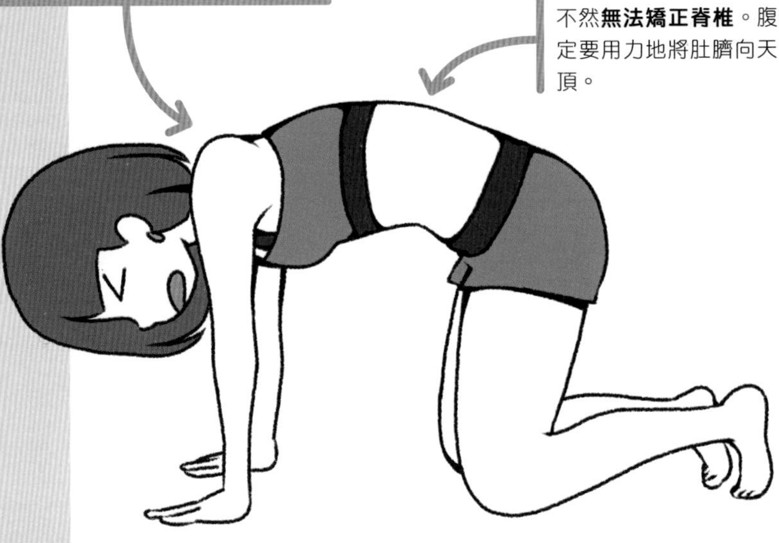

背部若感到疼痛，就是柔軟度的危險訊號！

背部向上頂時若感到疼痛，這就表示脊椎過於僵硬、柔軟度不足。牛貓式同時也是**背部伸展運動**，持續鍛鍊就會減輕疼痛感。

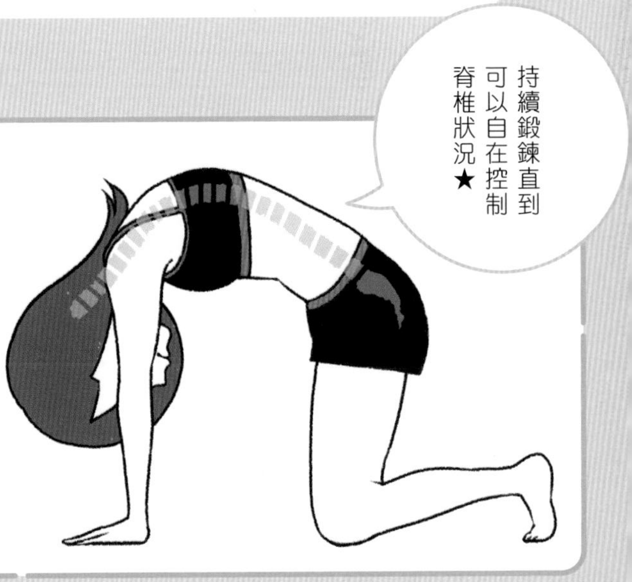
持續鍛鍊直到可以自在控制脊椎狀況★

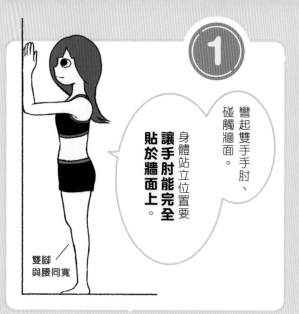

歸位吧！向前突出的**骨盆**！

扶牆式

Reset point：骨盆

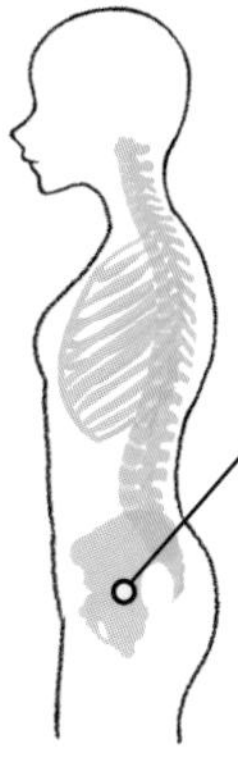

〔目標次數〕
5次×**1**組

1

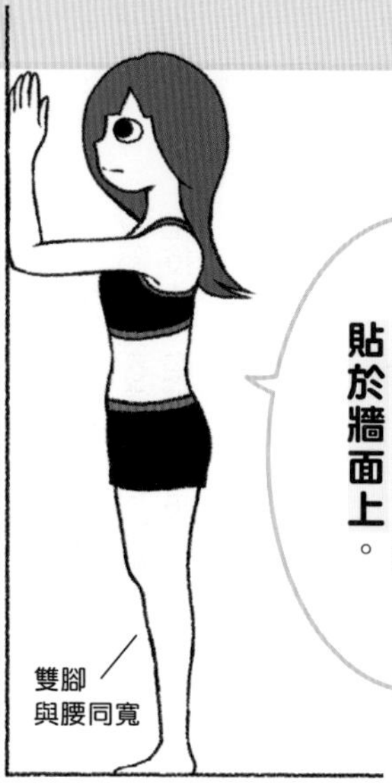

雙腳與腰同寬

彎起雙手手肘、碰觸牆面。身體站立位置要**讓手肘能完全貼於牆面上**。

2

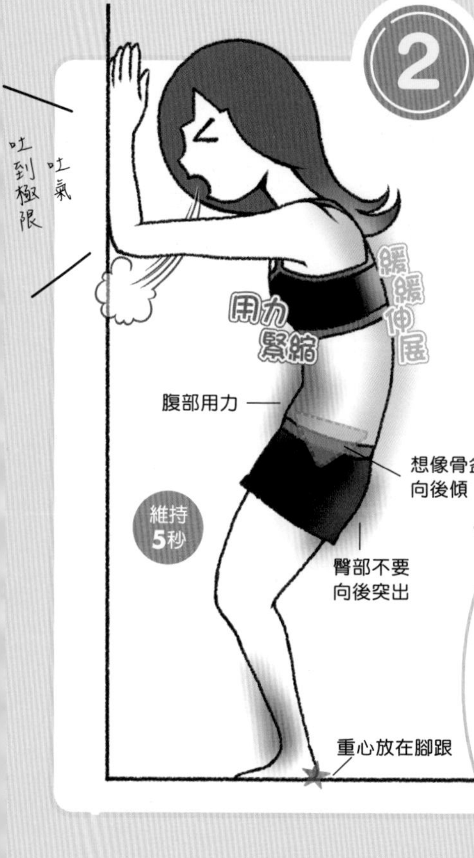

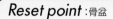

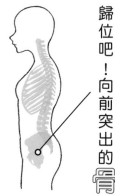

吐氣
吐到極限
用力緊縮
緩緩伸展
腹部用力
想像骨盆向後傾
臀部不要向後突出
維持5秒
重心放在腳跟

由口吐氣，並在臀部不過度向後突出的情況下彎曲膝蓋。試著**讓恥骨靠近肚臍**，拱起背部、腰！

一面**感受腰部伸展**、一面將氣吐盡，接著憋氣維持5秒。

3

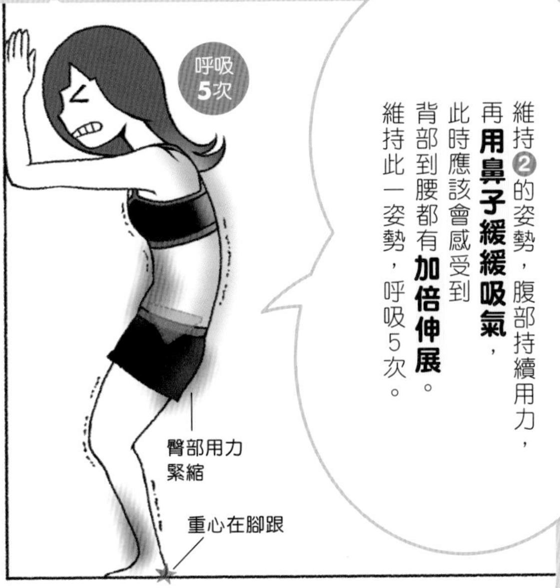
呼吸5次
臀部用力緊縮
重心在腳跟

維持❷的姿勢，腹部持續用力，再**用鼻子緩緩吸氣**，此時應該會感受到背部到腰都有**加倍伸展**。維持此一姿勢，呼吸5次。

恥骨靠近肚臍，能使用到**腹肌**；不突出臀部並彎曲膝蓋，則能使用到**小腿肌肉**。

❶～❸的動作重覆5次，要注意每次呼吸都要細心紮實。

手肘之間距離不過寬！

手肘貼於壁面，手呈手刀動作，雙手手掌向內。兩手手肘的距離要窄於雙肩，讓肩胛骨得以伸展開來。

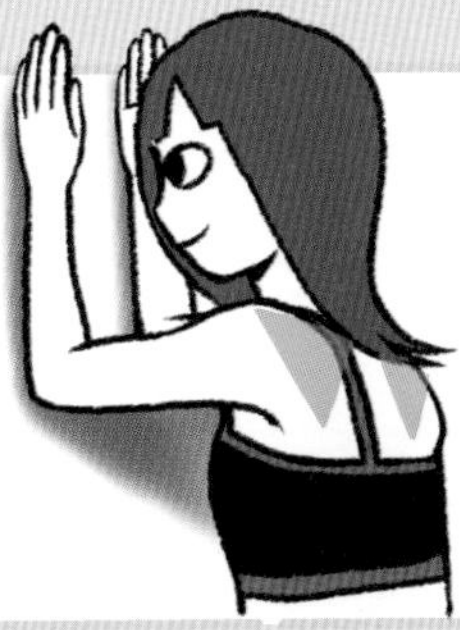

能確實感受到背部伸展開來的感覺。

這個動作能一面拱起背部，一面將骨盆向後傾。

重點在❷，讓身體感受到背部下方用力伸展開來的感覺。腹部確實用力，盡可能地讓肚臍靠近恥骨。接著❸時，腹部持續用力，維持肚臍與恥骨的距離，同時反覆呼吸，感受背部、腰均有確實伸展。此一動作可以運動到全身，效果極大！

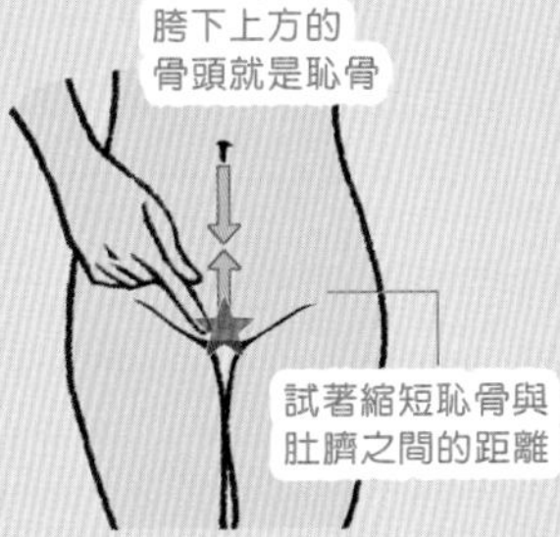
胯下上方的骨頭就是恥骨
試著縮短恥骨與肚臍之間的距離

Wall Elbow

Q&A

更有效的小技巧

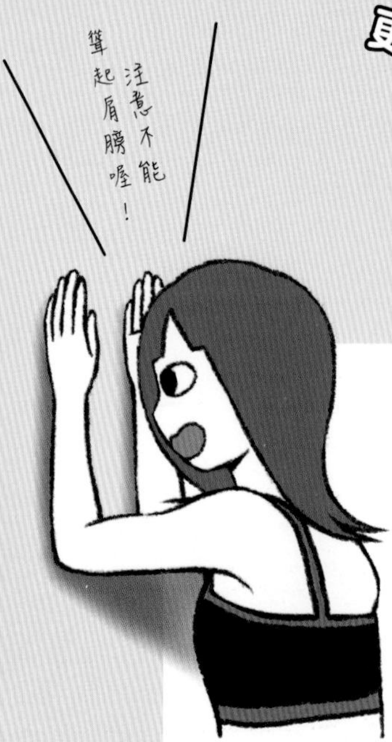
注意不能
聳起肩膀喔！

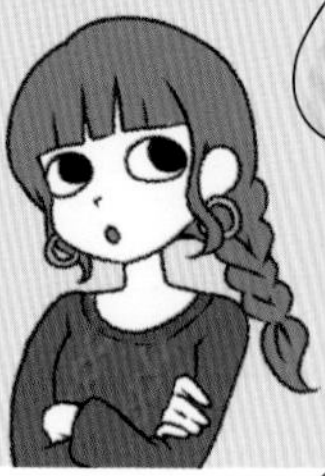

Q 感覺不到背部在伸展……

吸氣時，腹部要維持用力緊縮！

步驟❸腹部持續用力緊縮，一面吸氣，才能讓空氣更易進入背部。

❶腹部不放鬆

❷肩膀不聳起

❸手肘間距離窄於雙肩

在這樣的狀態下反覆呼吸，就能漸漸感受到背部伸展的感覺！

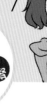

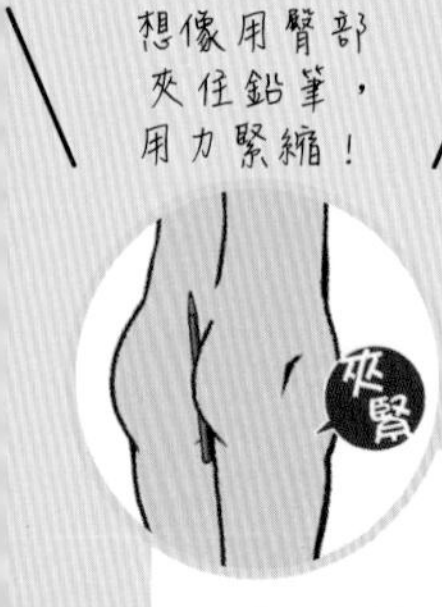
想像用臀部
夾住鉛筆，
用力緊縮！
夾緊

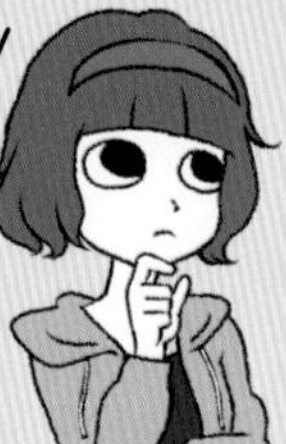

Q 感覺不到小腿肌肉有用力？

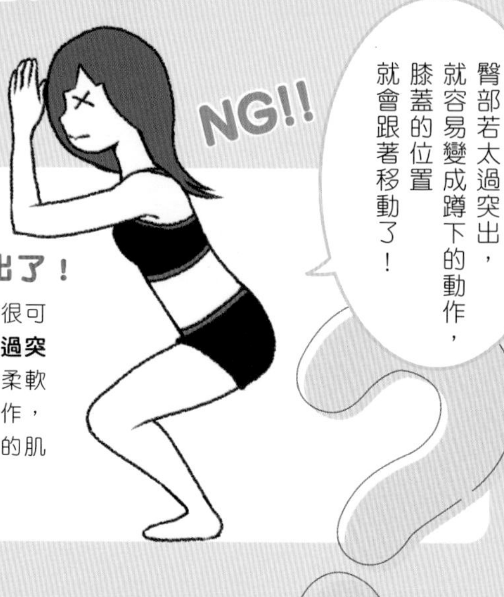
NG!!
臀部若太過突出，就容易變成蹲下的動作，膝蓋的位置就會跟著移動了！

很可能是你的臀部太突出了！

若感受不到小腿肌肉有在用力，很可能是臀部的位置出錯了，**臀部太過突出就無法矯正骨盆**。此外，腳踝柔軟的人會較難感受到小腿肌肉的運作，但只要有確實使用到腹部與臀部的肌肉就沒問題！

看似普通……
扶牆式其實好處多多！

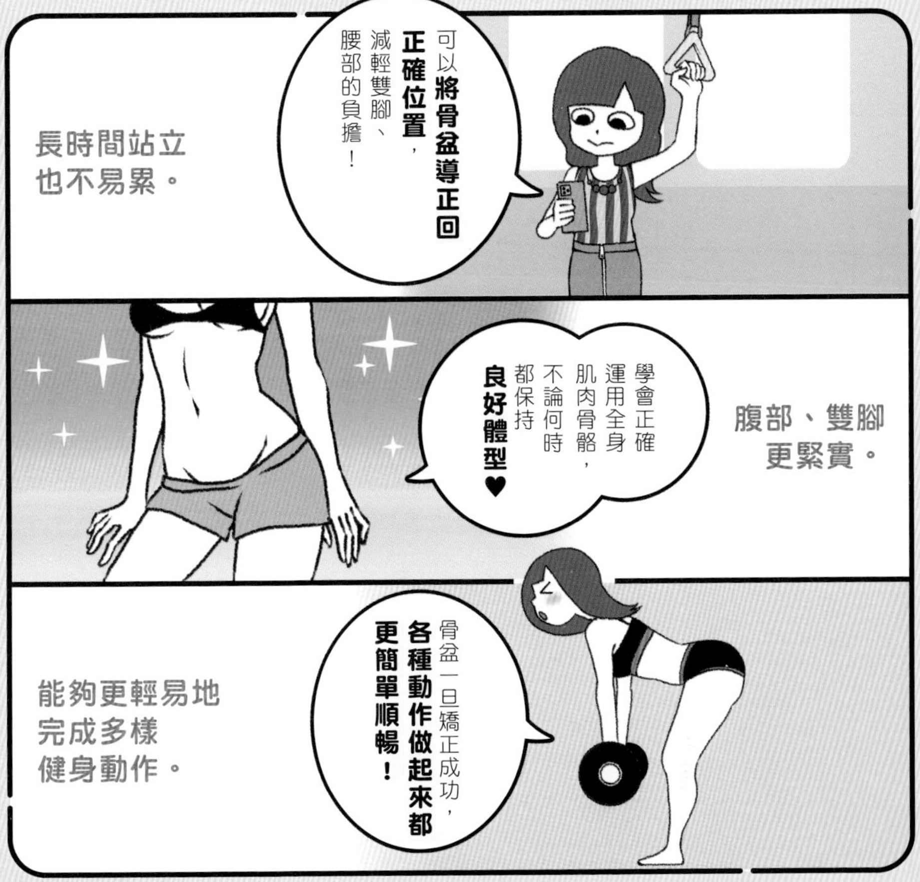
長時間站立
也不易累。
可以將骨盆導正回正確位置，減輕雙腳、腰部的負擔！
腹部、雙腳
更緊實。
學會正確運用全身肌肉骨骼，不論何時都保持良好體型♥
能夠更輕易地
完成多樣
健身動作。
骨盆一旦矯正成功，各種動作做起來都更簡單順暢！

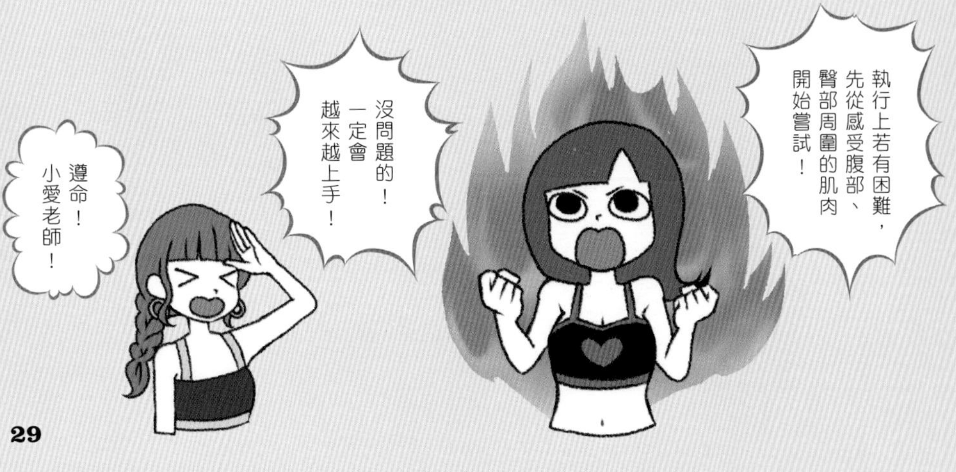
執行上若有困難，先從感受腹部、臀部周圍的肌肉開始嘗試！
沒問題的！一定會越來越上手！
遵命！小愛老師！

四肢著地式

伸展

〔目標次數〕
單邊各**1**次×**1**組

Reset point：肋骨

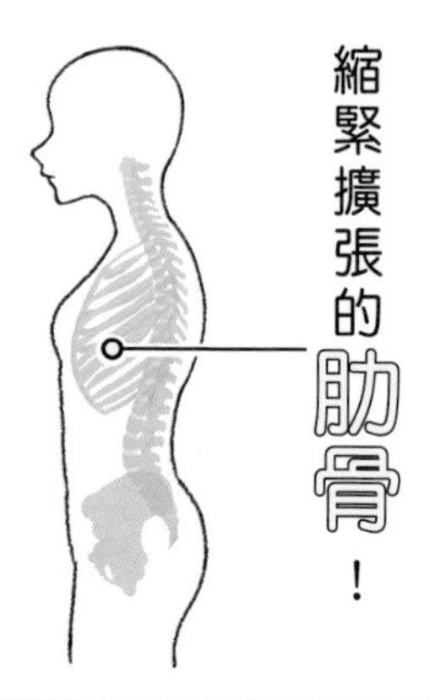
縮緊擴張的肋骨！

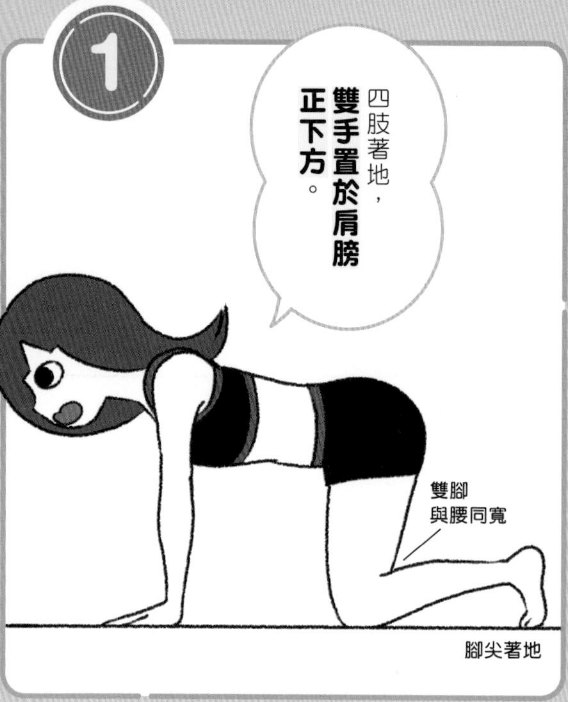
1
四肢著地，**雙手置於肩膀正下方**。
雙腳與腰同寬
腳尖著地

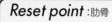

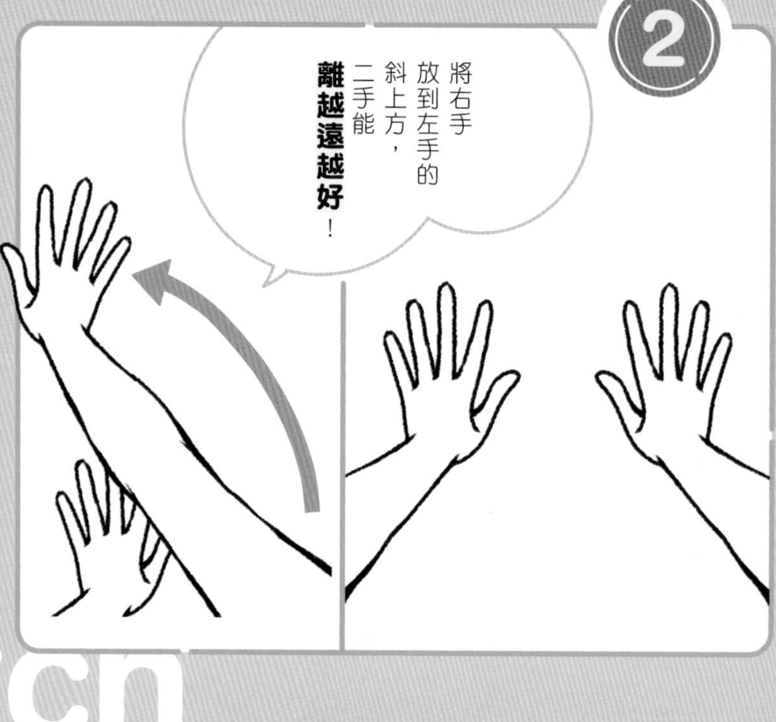
2
將右手放到左手的斜上方，二手能**離越遠越好**！

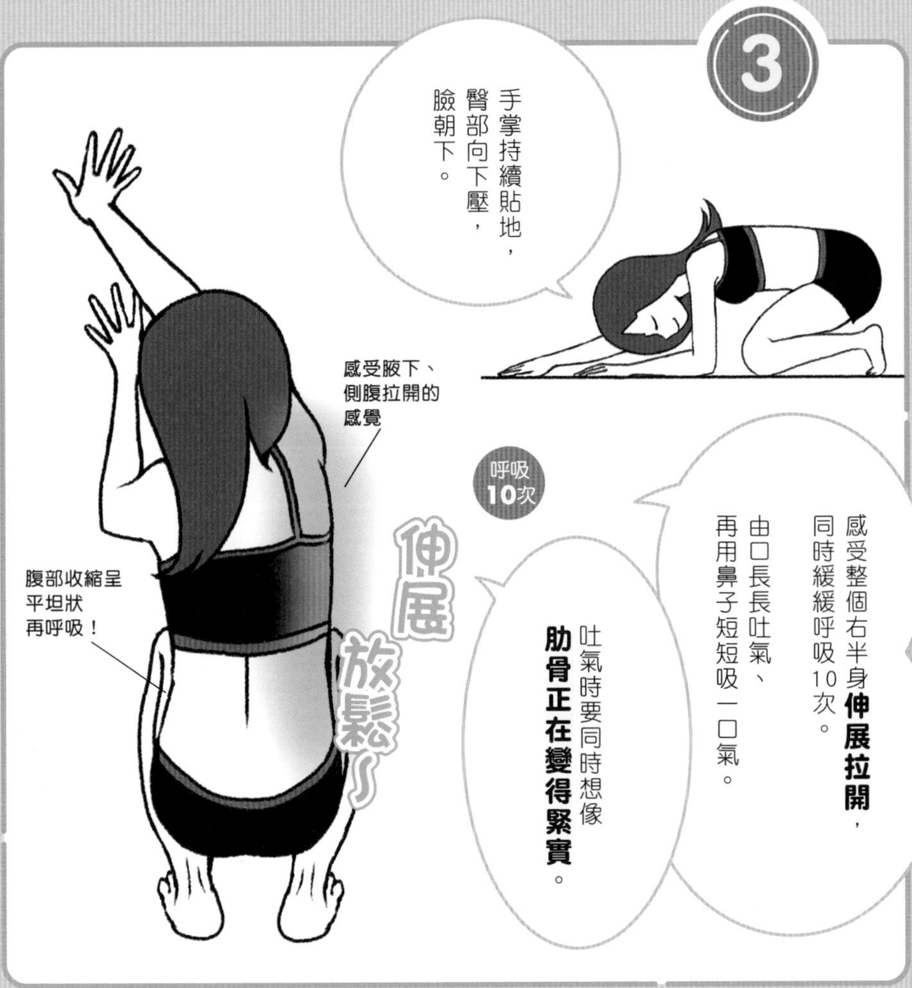

另一邊也一樣以❶～❸的步驟進行

這個動作不但伸展效果極佳，背部還能一面拱起、一面放鬆，是3項運動中我最喜歡的項目了。紮實地吐氣，讓擴張的肋骨緊實起來，矯正姿勢。

要讓僵硬的肋骨放鬆，重點在於❸，小腹維持在平坦狀態下深～深地深呼吸。吸氣時，感受到腋下到側腹都伸展開來的感覺、吐氣時則是感到收縮緊實。

臀部若難以向下，就以自己可以下壓的程度來做就可以了。

肋骨一旦緊實，下胸圍的尺寸也會變小♥上半身會變得更苗條美麗。

All Fours Str

Q&A

更有效的小技巧

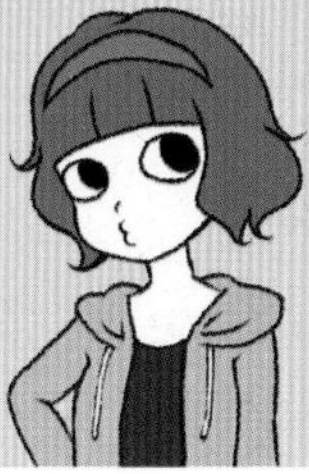

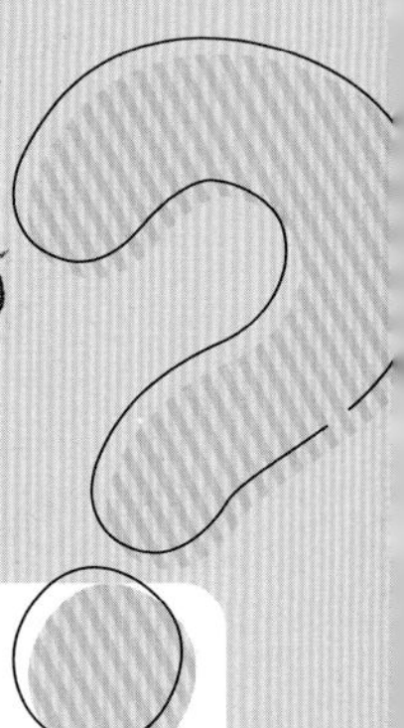

Q 感受不到伸展的感覺……

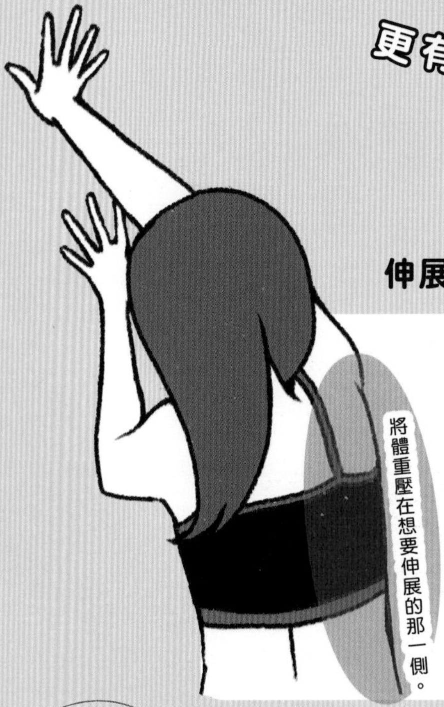
將體重壓在想要伸展的那一側。

試著改變重心加壓的方式！

假設要伸展右半身時，就**將體重壓於右半邊**，如此一來，更易於掌握伸展的感覺。**若兩手的位置距離太遠，較不易伸展全身喲**！試著找到剛剛好的位置吧！

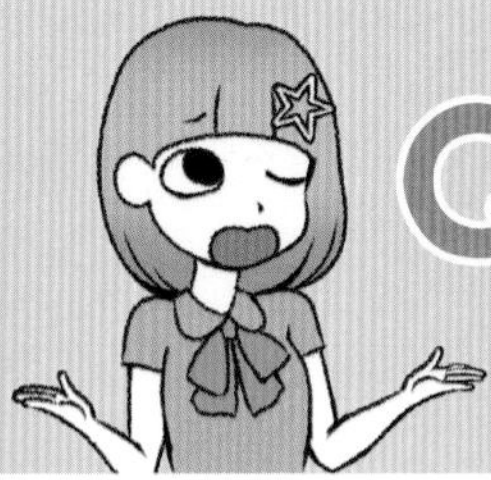

Q 伸展的感覺左右差很大，為什麼？

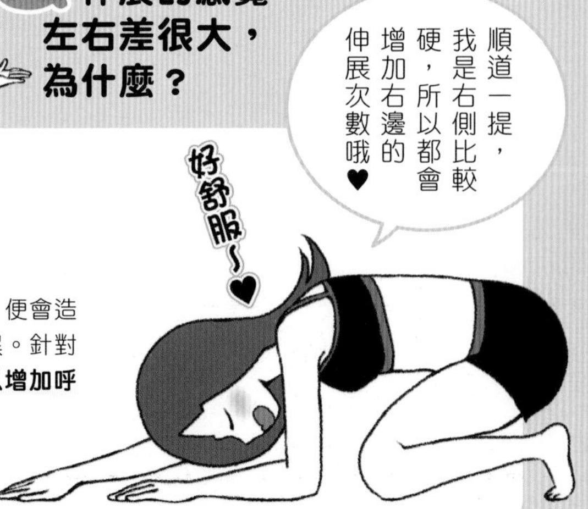
順道一提，我是右側比較硬，所以都會增加右邊的伸展次數哦♥
好舒服～♥

肌肉越僵硬會越難伸展

平常活動時習慣將身體偏向某側，便會造成左右兩側肌肉的柔軟度有所差異。針對**僵硬（難以伸展）的那一邊，可以增加呼吸次數**來幫助伸展！

愛老師也超愛♥
這種時候也很適合！

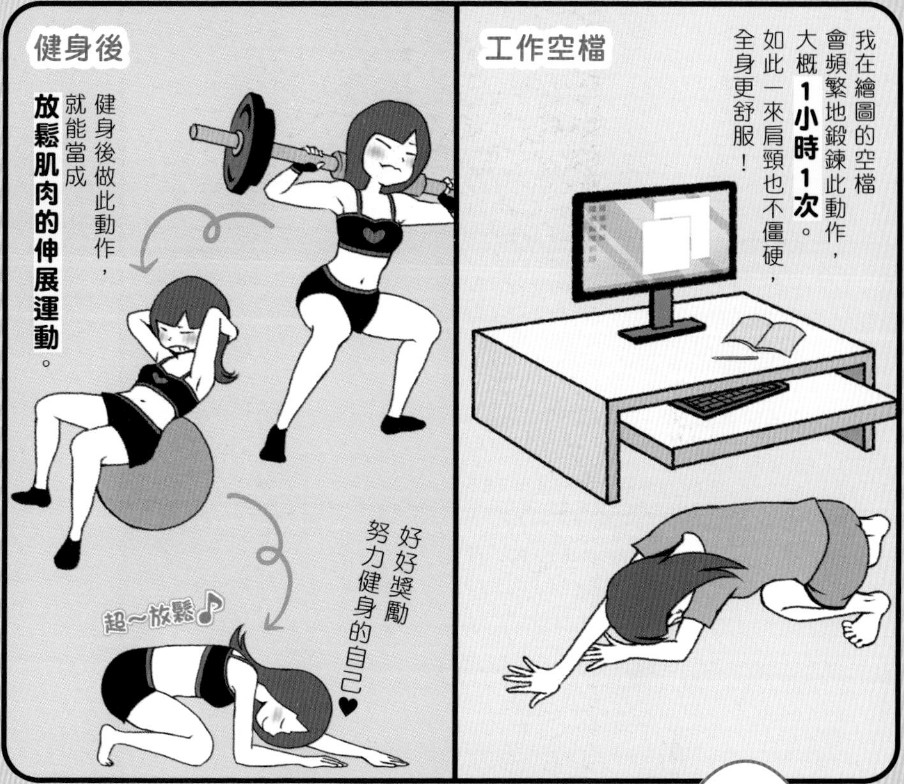
健身後
健身後做此動作，
就能當成
放鬆肌肉的伸展運動。
超～放鬆♪
好好獎勵
努力健身的自己♥
工作空檔
我在繪圖的空檔
會頻繁地鍛鍊此動作，
大概**1小時1次**。
如此一來肩頸也不僵硬，
全身更舒服！

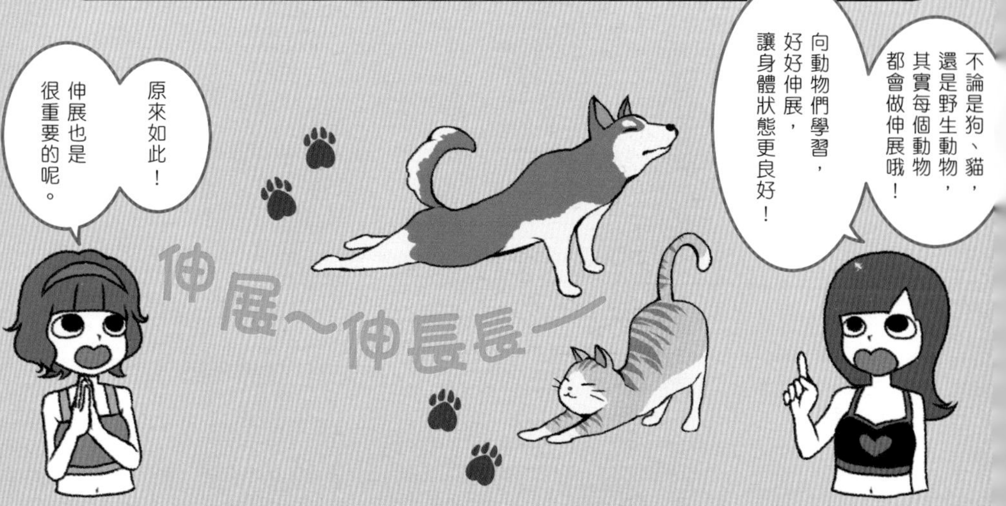
不論是狗、貓，
還是野生動物，
其實每個動物
都會做伸展哦！
向動物們學習，
好好伸展，
讓身體狀態更良好！
原來如此！
伸展也是
很重要的呢。
伸展～伸長長—

Column

日本是全世界坐最久的國家

懶得動、總是坐在椅子或沙發上……你知道這樣的習慣其實會增加健康亮紅燈的風險嗎？**長時間久坐，姿勢維持不變，不但會讓血液循環變差，肌肉也會衰退**，最後不只變得肥胖，還可能造成心肌梗塞等攸關性命的疾病。就連WHO（世界衛生組織）也提醒過，每年都有200萬人因為過度久坐引發各種疾病而死亡。

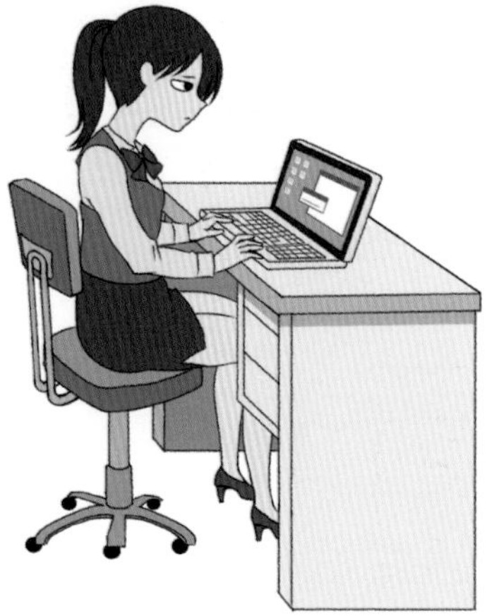

此外，日本人一天長坐的時間，是世界20個國家中最長的一國，共有7小時之長！加上智慧型手機、電腦等的影響，相信今後也只會有增無減。

千萬別以為週末有在運動所以就沒問題！畢竟你平日還是沒什麼時間運動。「長時間久坐不動」的狀態相當不健康，可以參考本書的伸展運動等，**在工作等的空檔，就算是短時間也好，養成活動身體的習慣**才是最好的！

【世界20國／地區的平日長坐總時數】

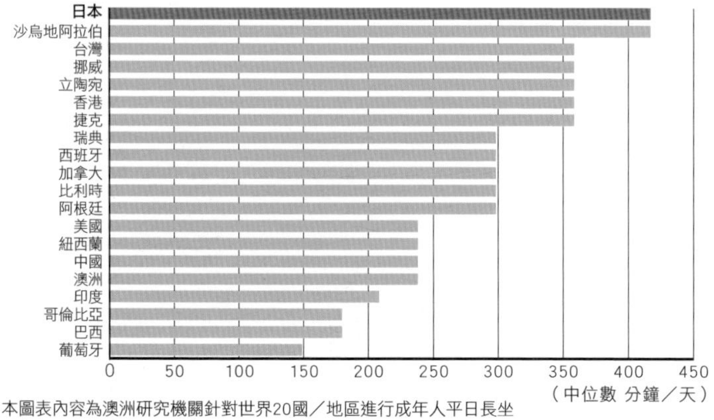

本圖表內容為澳洲研究機關針對世界20國／地區進行成年人平日長坐時數調查的統計結果。（出處：Bauman et al.Am J Prev Med,2011）

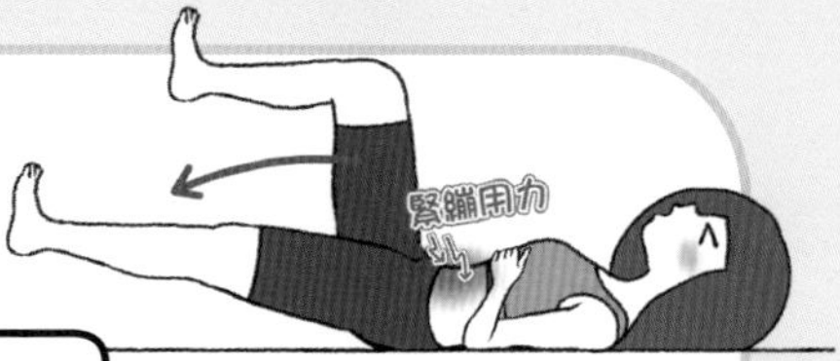

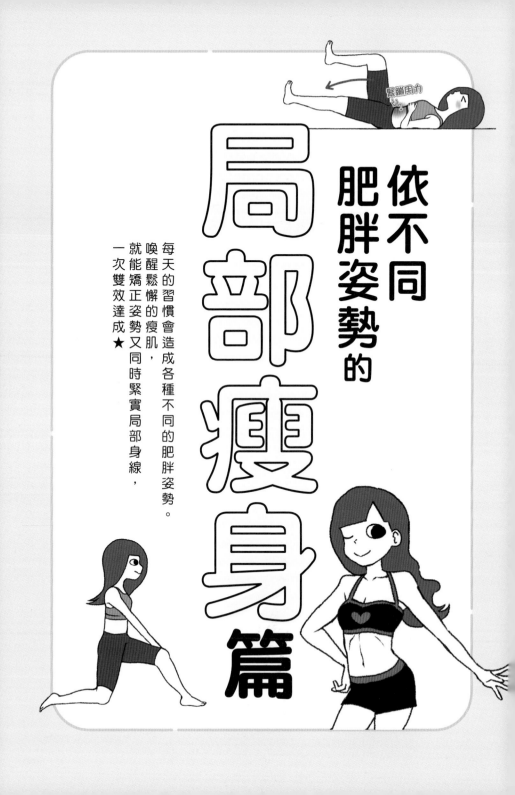

依不同肥胖姿勢的局部瘦身篇

每天的習慣會造成各種不同的肥胖姿勢。
喚醒鬆懈的瘦肌，
就能矯正姿勢又同時緊實局部身線，
一次雙效達成★

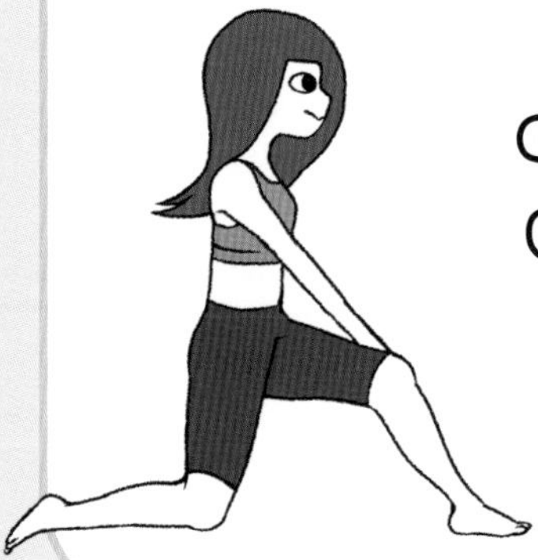

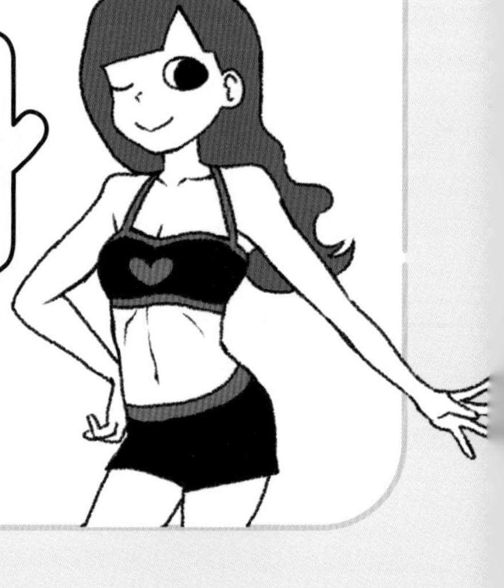

嗯，我知道啦，當然運動是有益健康，
但應該明天再開始也沒關係吧……
欸？大腿後側？
那種地方幾百年沒 注意了，
那種部位也有肌 肉嗎？

讓久坐的人 擺脫 肥壯大腿

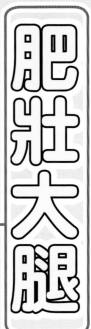

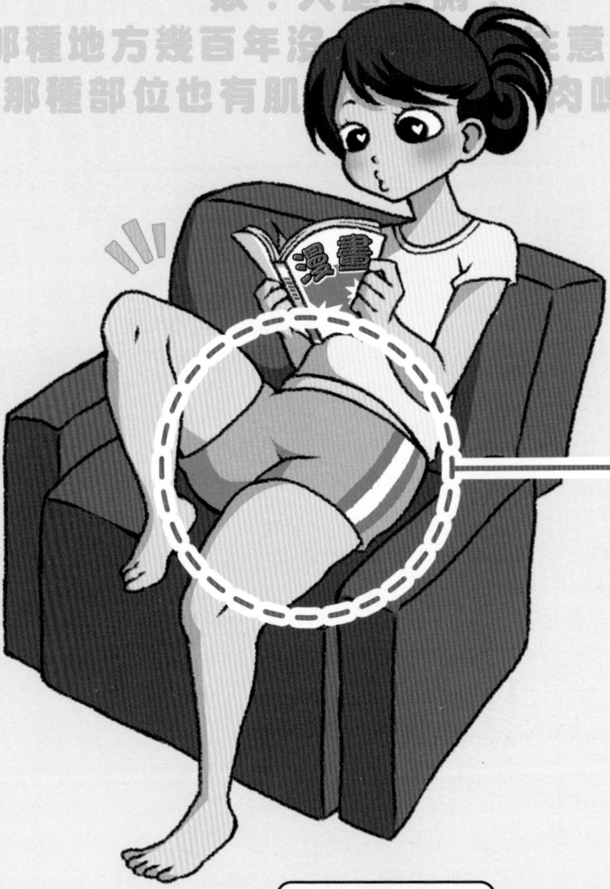

漫畫

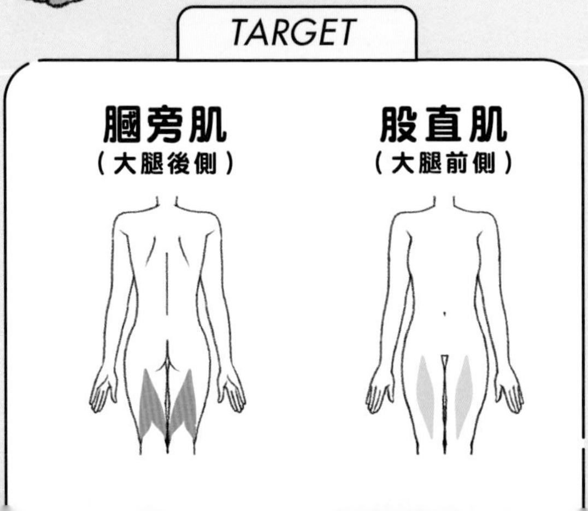

TARGET
膕旁肌
（大腿後側）
股直肌
（大腿前側）

喚醒大腿後側肌肉！

在公司總坐在辦公桌前、回到家則是攤在沙發上……久坐的生活會造成大腿變粗壯、膝蓋上囤積肥肉，形成下半身肥胖的身形。要是沒好好注意，大腿前側的肌肉會過度運作，使骨盆向前突出，導致體型更趨向折腰駝背！如此一來下半身又變得更肥胖。

為了取得平衡、避免過度使用大腿前側肌肉，就要喚醒大腿後側的瘦肌「膕旁肌」！如此一來，就能打造腿部側面線條纖細的苗條下半身！

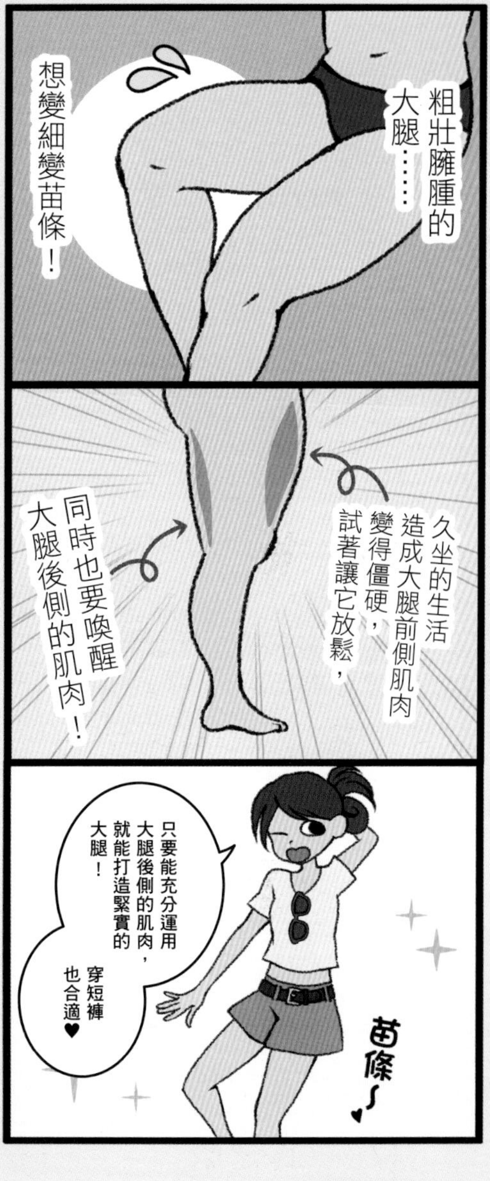

粗壯臃腫的大腿……
想變細變苗條！
久坐的生活造成大腿前側肌肉變得僵硬，試著讓它放鬆，
同時也要喚醒大腿後側的肌肉！
只要能充分運用大腿後側的肌肉，就能打造緊實的大腿！
穿短褲也合適♥
苗條~♥

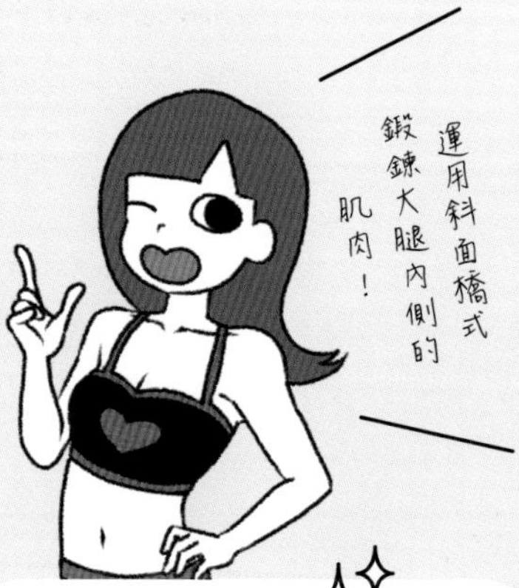

運用斜面橋式鍛鍊大腿內側的肌肉！

適合這樣的人

- ○**大腿前側臃腫**
- ○**常穿高跟鞋**
- ○**小時候常背著過重的書包**

斜面橋式

鍛鍊大腿後側，入手苗條雙腿★

TARGET：膕旁肌

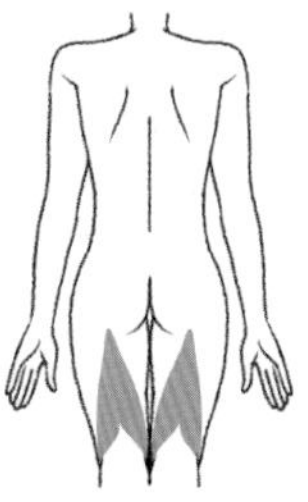

〔目標次數〕
20次×**3**組
〔間隔〕
1分鐘

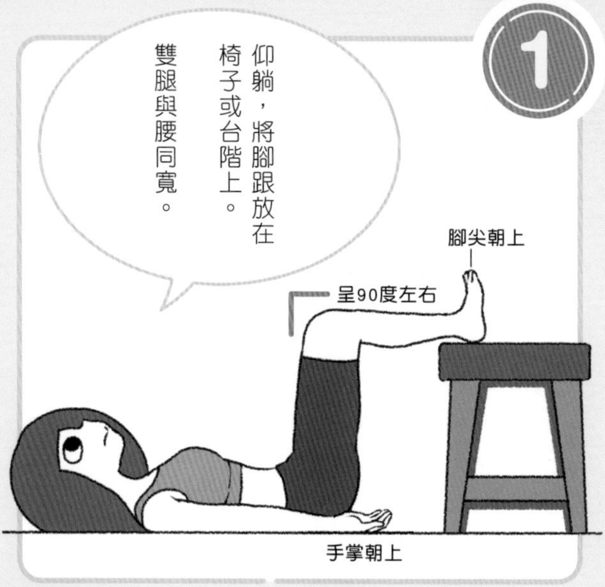
1
仰躺，將腳跟放在椅子或台階上。雙腿與腰同寬。
腳尖朝上
呈90度左右
手掌朝上

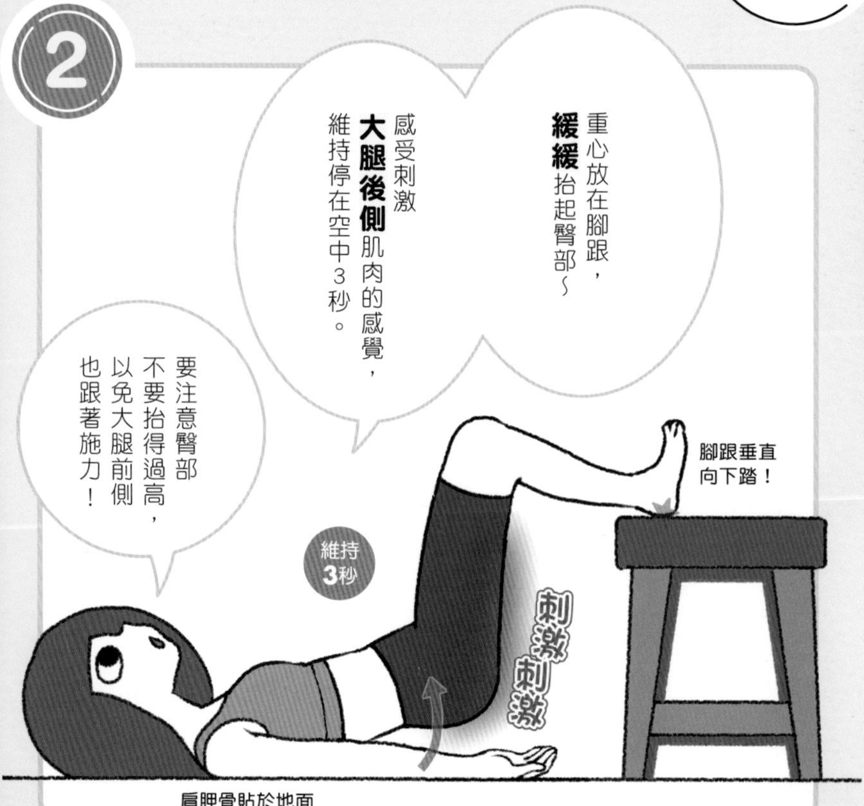
2
重心放在腳跟，**緩緩**抬起臀部～
感受刺激**大腿後側**肌肉的感覺，維持停在空中3秒。
要注意臀部不要抬得過高，以免大腿前側也跟著施力！
腳跟垂直向下踏！
維持3秒
刺激刺激
肩胛骨貼於地面

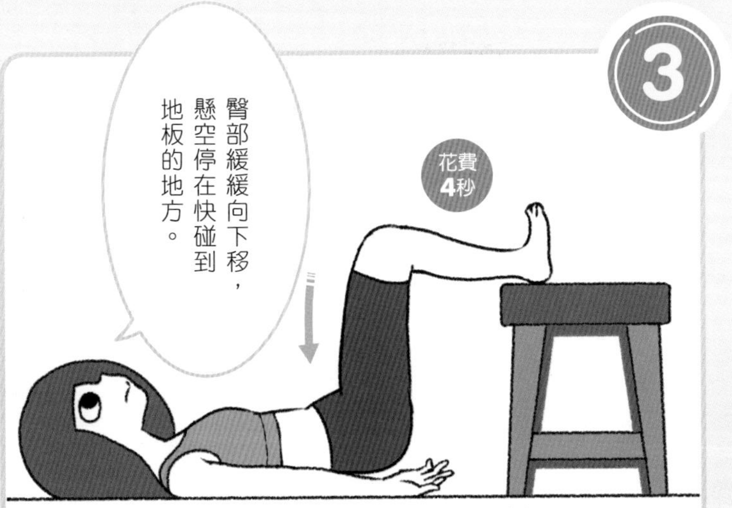
3
臀部緩緩向下移，懸空停在快碰到地板的地方。
花費4秒

屁股停在幾乎碰到地板、卻又碰不到的地方！

❷❸做20次，間隔1分鐘，再做20次，共重覆3組。

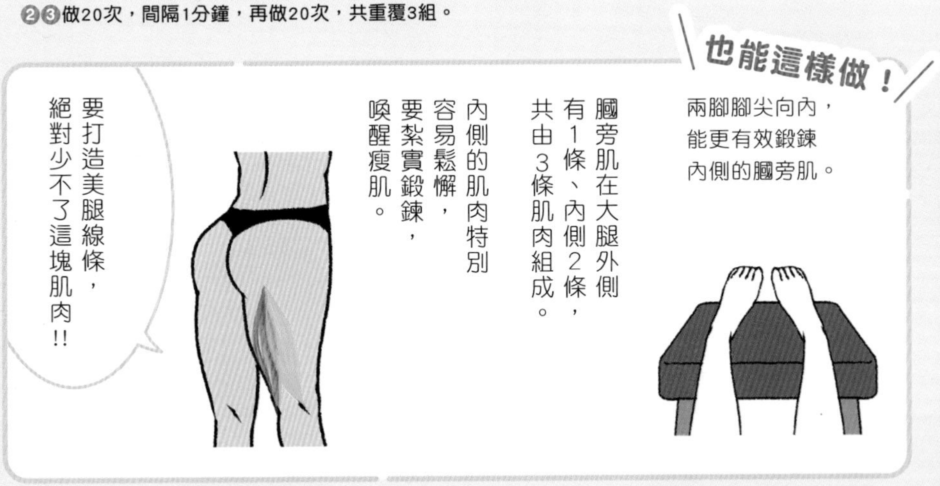
要打造美腿線條，絕對少不了這塊肌肉!!
膕旁肌在大腿外側有1條、內側2條，共由3條肌肉組成。
內側的肌肉特別容易鬆懈，要紮實鍛鍊，喚醒瘦肌。
也能這樣做！
兩腳腳尖向內，能更有效鍛鍊內側的膕旁肌。

要喚醒容易鬆懈、平日少用到的膕旁肌，重點在於把重心放在腳跟，並將臀部向上抬「約20cm左右」。這個動作能向膝蓋後方的膕旁肌施壓，方式正確就能感受到目標肌肉正受到刺激。

但千萬要注意，別為了想進一步刺激肌肉，就讓肩胛骨離地、臀部向上抬得過高，這樣反而會讓大腿前側肌肉跟著施力，影響效果！此外，在鍛鍊時，很可能無意識地用手撐地、支撐身體，注意一定要讓手掌朝向天花板，上半身放鬆不要用力。

若這個動作做得確實，大腿後側應該會很痠痛的哦！

Slope Bridge

Q&A

更有效的小技巧

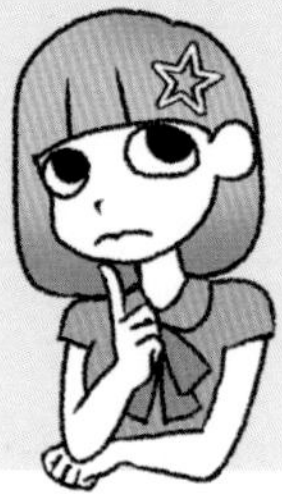

Q 腳尖朝上時，總會出錯力，好像都做不好……

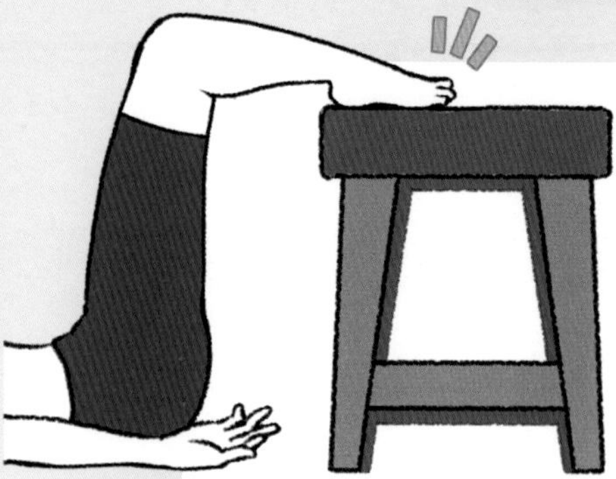

腳尖放下朝前也OK

要鍛鍊大腿後側，重點在於把重心放在**腳跟、向下施力**。只要能做好這一點，腳尖自然朝下也沒問題！但要注意的是，千萬不要**只用腳尖施力**。

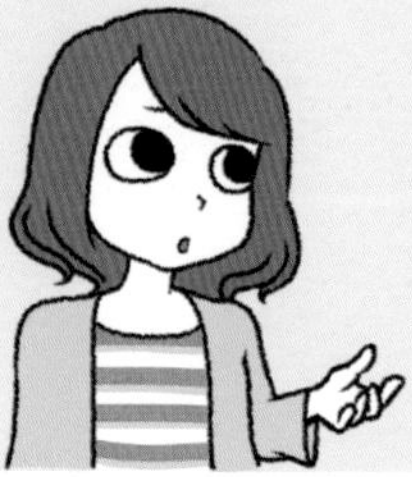

Q 腰好痛，而且好像反而鍛鍊到大腿前側了

注意臀部不要抬過高

雙腳放鬆，只要重心放在腳跟，再把**臀部輕輕抬起離開地板**，照理來說就可以鍛鍊到大腿後側了。若臀部抬得過高，反而會造成折腰姿勢，進而鍛鍊到大腿前側，同時折腰姿勢也是造成腰痛的原因，要特別注意！

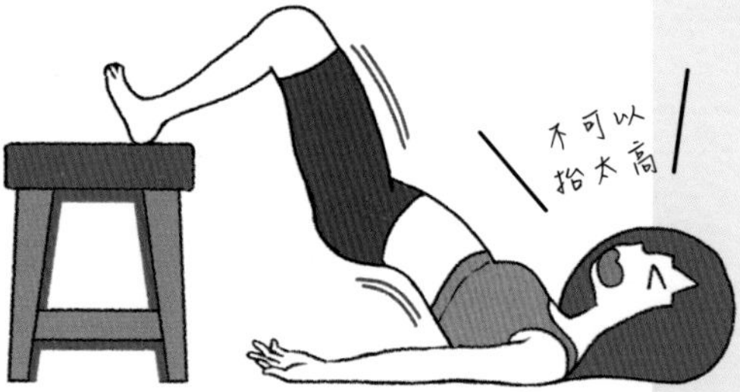

絕對不行!!

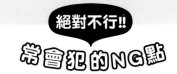

常會犯的NG點

腳跟移位

抬臀時，腳跟常會踏向斜前方，導致腳跟移位、或是椅子跟著移動。

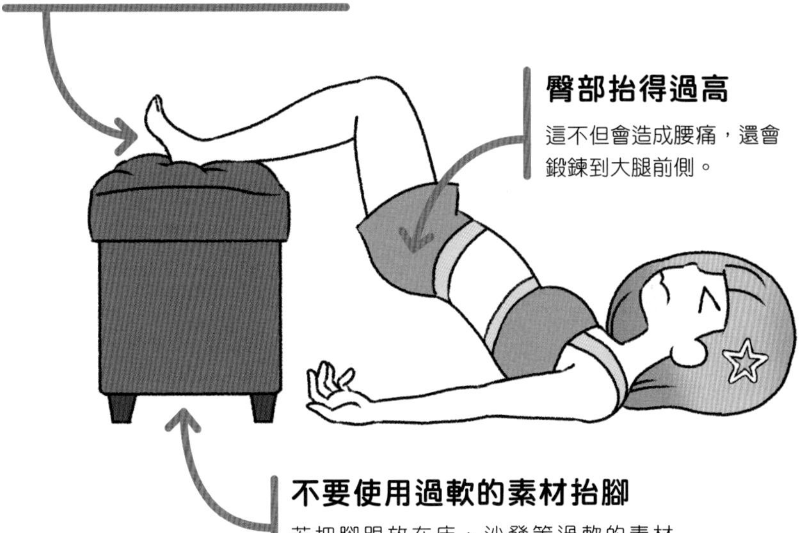

臀部抬得過高

這不但會造成腰痛，還會鍛鍊到大腿前側。

不要使用過軟的素材抬腳

若把腳跟放在床、沙發等過軟的素材上，身體難以取得平衡，反而會造成其他部位肌肉的負擔。

習慣之後

單腳懸空！

習慣此動作後，可以只用單腳支撐，並多讓僵硬的那支腳向上抬起，讓雙腳狀態平衡。

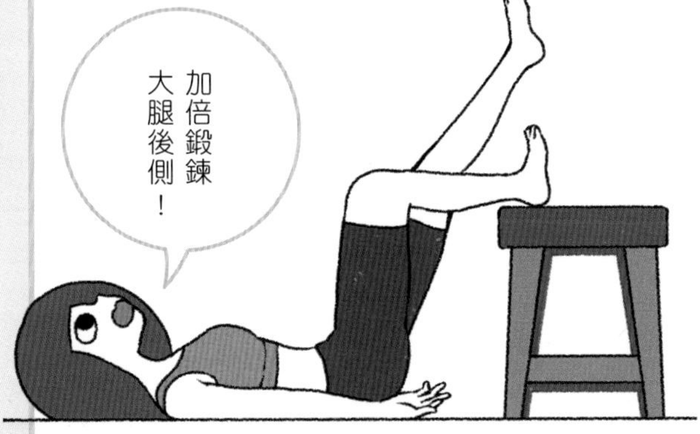

效果加倍UP！

+α鍛鍊

大腿前側也舒～服地伸～展！

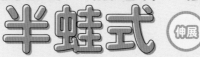

半蛙式 伸展

〔目標次數〕

單邊各**30**秒×**1**組

TARGET：股直肌

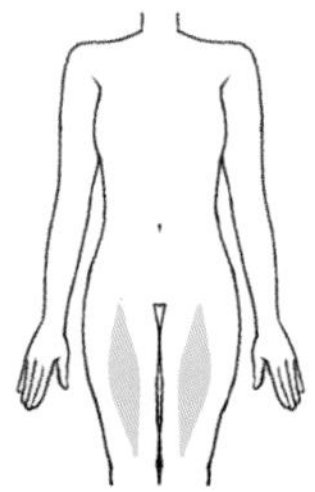

1

身體向下趴在地上

上半身放鬆

也可以在臉下方放置枕頭、抱枕等。

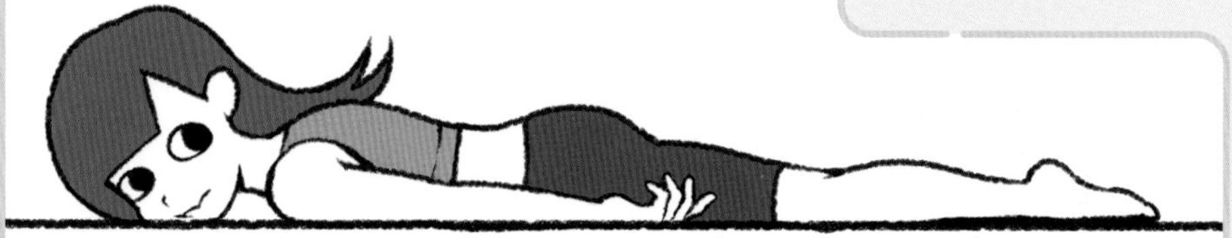

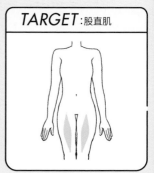

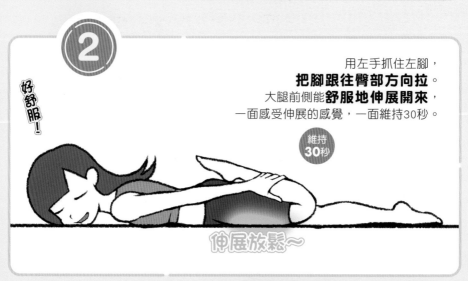

2

用左手抓住左腳，

把腳跟往臀部方向拉。

大腿前側能**舒服地伸展開來**，

一面感受伸展的感覺，一面維持30秒。

維持30秒

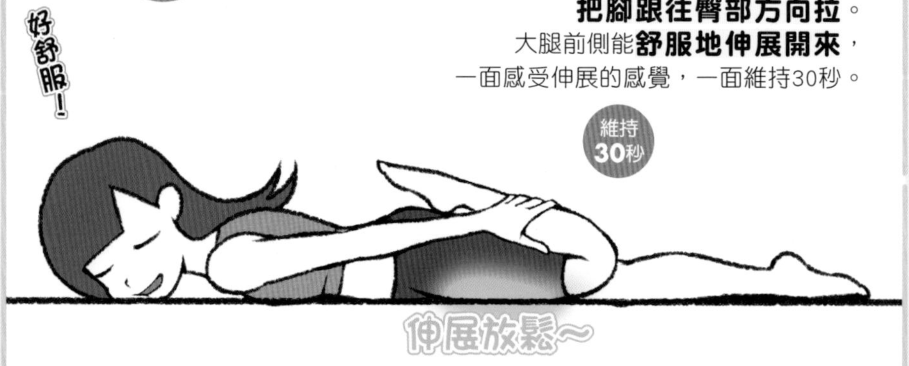

右腳也同樣執行❶❷的動作，左右各1組即可。

Half Frog

久坐的生活容易導致大腿前側肌肉緊縮，藉由這個動作讓它們好好伸展放鬆吧！
手抓不到腳的人，也可以用手巾套住腳踝來輔助。
身體越是柔軟的人越難感受到伸展拉開的感覺，
此時讓膝蓋稍微懸空抬起是加倍鍛鍊的小技巧。
不用特別憋住呼吸，放鬆來做就可以了。
搭配斜面橋式一起鍛鍊，美腿效果更加倍！

效果加倍的小技巧

若感受不到伸展的感覺，
可以試著讓膝蓋離開地面，懸空抬起。

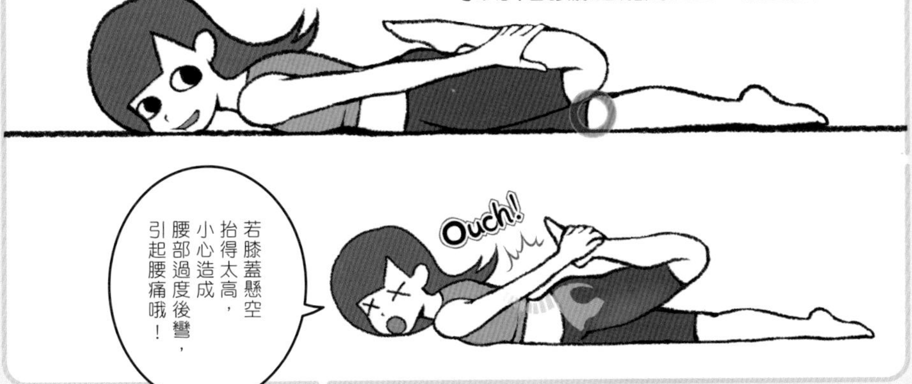
若膝蓋懸空抬得太高，小心造成腰部過度後彎，引起腰痛哦！
Ouch!

小知識

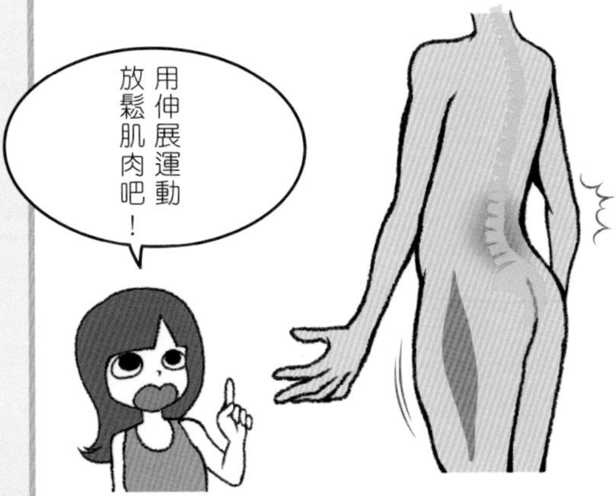
用伸展運動放鬆肌肉吧！

大腿前側伸展開來也可改善折腰！

大腿前側肌肉過度僵硬，會讓骨盆向前傾、脊椎僵硬，造成折腰姿勢。藉由伸展動作能讓大腿前側肌肉放鬆變柔軟，也能矯正脊椎、雙腿！

電車上的座椅爭奪戰，
說來有點歹勢，但我是認真的。
因為最近只要一站著，腰就很不舒服……
啊、眼前坐著的這位乘客
該不會在看我突出的小腹吧？
我可縮不起來（汗）！
什麼？小腹大和腰痛有關？真的嗎？

讓容易腰痛的人 擺脫鬆垮小腹

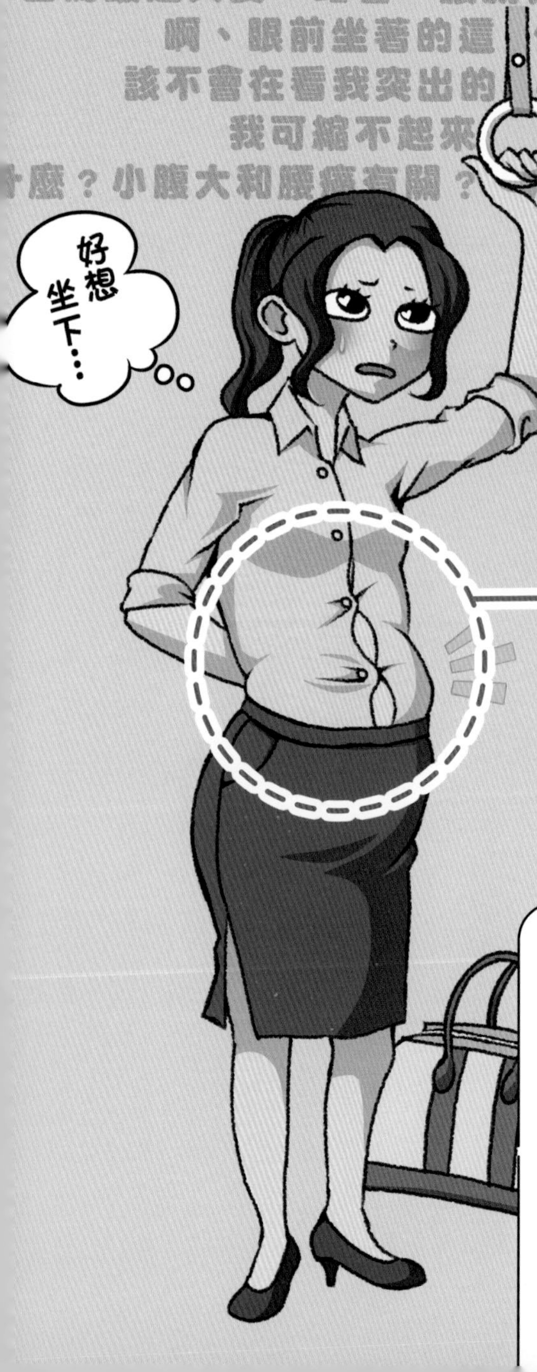

TARGET

腹橫肌
（腹部內部）

腹直肌
（腹部正面）

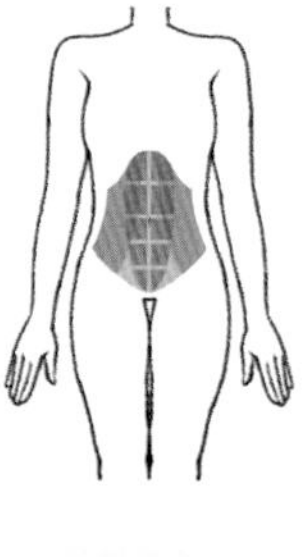

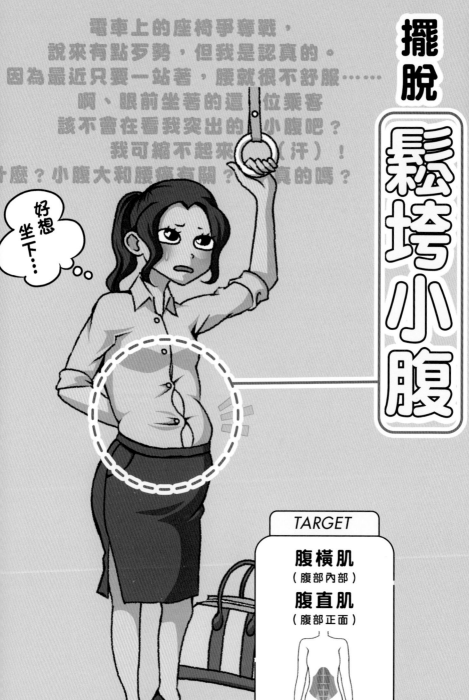

讓腹肌「活絡」起來

不好好鍛鍊腹肌，不但會增加脊椎的負擔，容易引發腰痛，還會難以支撐內臟，造成內臟鬆垮下垂，導致小腹變大……腰痛與小腹突出，是息息相關的。

腹部內部的「腹橫肌」被稱為天然的束腹。只要能喚醒此一肌肉，小腹就可以變得緊實，脊椎也能輕易支撐身體，減輕腰部負擔。不但達到姿勢改善，內臟也能回歸原位，打造出線條優美的身形！

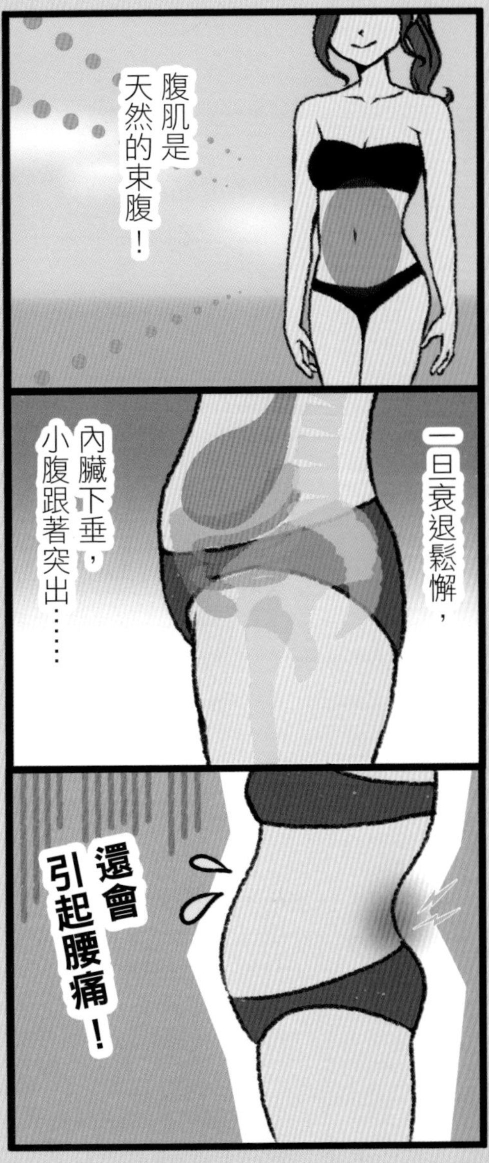
腹肌是天然的束腹！
一旦衰退鬆懈，
內臟下垂，
小腹跟著突出……
還會引起腰痛！

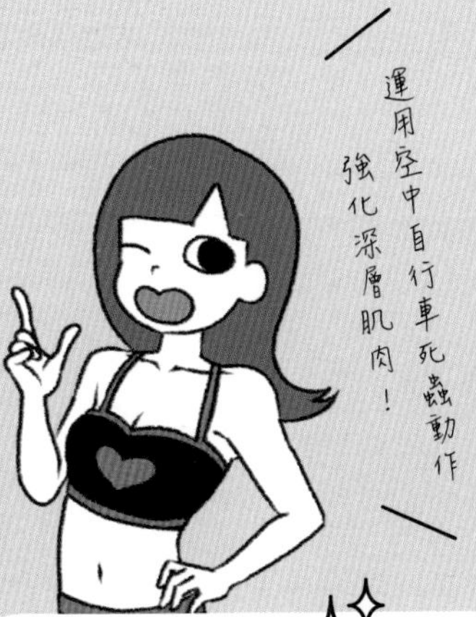
運用空中自行車死蟲動作
強化深層肌肉！

適合這樣的人

○容易腰痛

○胃下垂、內臟下垂

○喜歡只坐椅子的一小部分，並將背整個靠在椅背

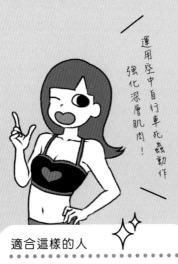

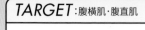

空中自行車死蟲動作

集中鍛鍊腹肌打造平坦小腹！

TARGET：腹橫肌·腹直肌

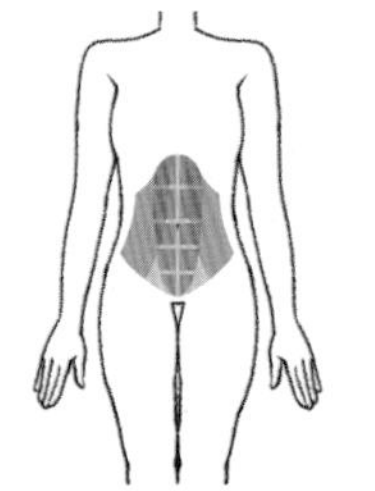

〔目標次數〕
左右共
10次×**3**組
〔間隔〕
1分鐘

1

仰躺，雙腳抬起懸空，**雙手放在肋骨上**。

腹部用力縮，想像**肚臍向地板靠近**！

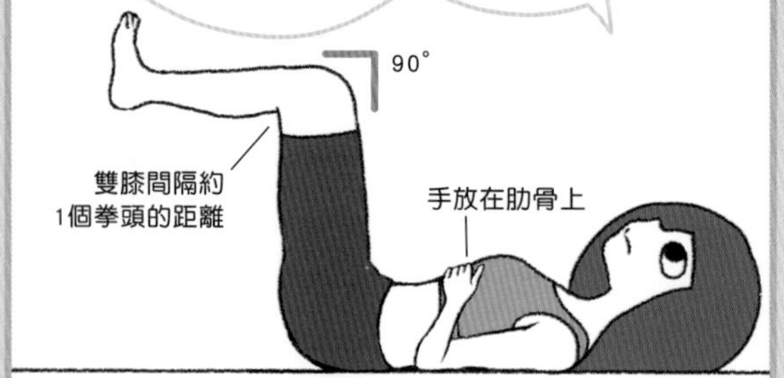

90°
雙膝間隔約
1個拳頭的距離
手放在肋骨上

腰放平、不後彎

2

由口緩緩吐氣，同時花費3秒的時間緩緩將右腳向前伸出。

腳不要碰到地板，僅用腹部的力量支撐。停在能伸得最遠的地方，憋住氣、維持2秒。

吐氣時也感受到**肋骨緊縮**的感覺。

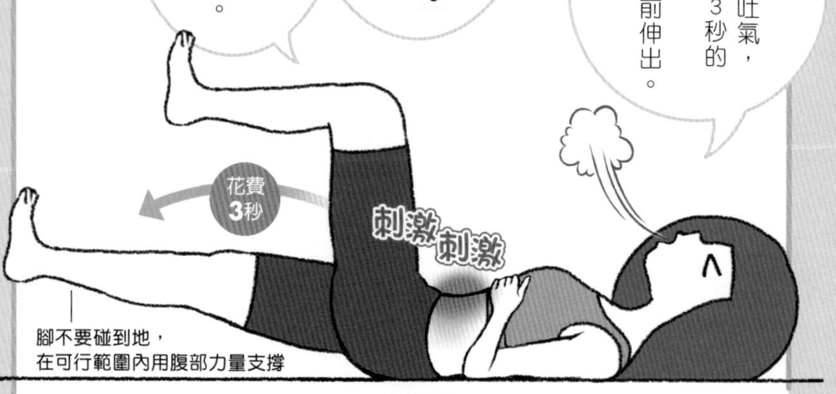

花費
3秒
刺激刺激
腳不要碰到地，
在可行範圍內用腹部力量支撐

腹部用力，
不要讓腰浮起

Bug

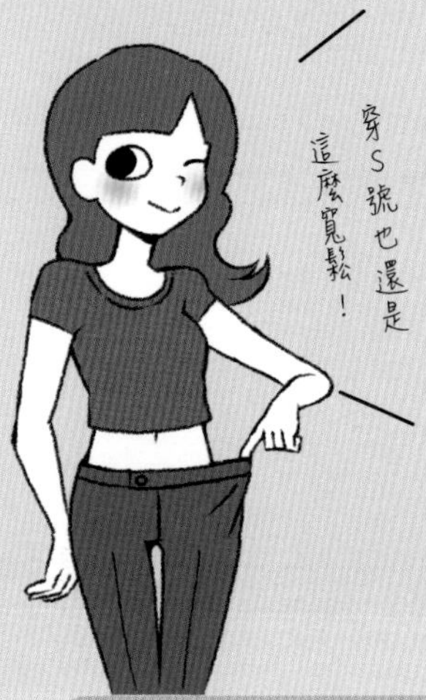
穿S號也還是
這麼寬鬆！

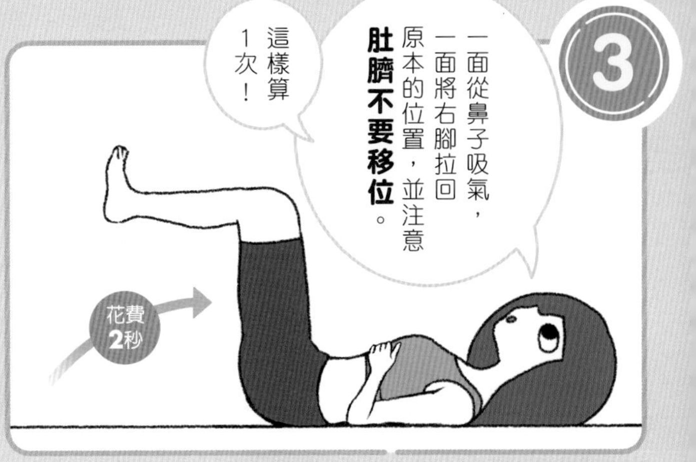
一面從鼻子吸氣，
一面將右腳拉回
原本的位置，並注意
肚臍不要移位。
這樣算1次！
花費2秒

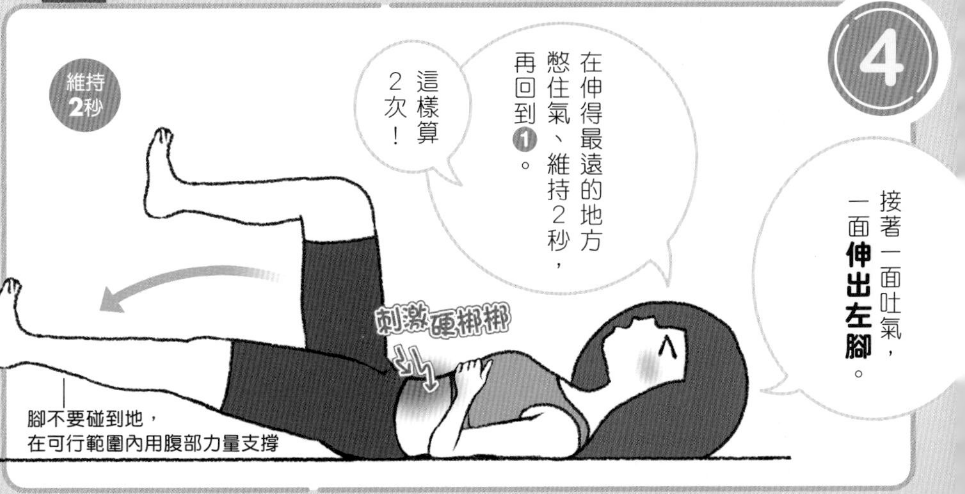
接著一面吐氣，
一面**伸出左腳**。
在伸得最遠的地方
憋住氣、維持2秒，
再回到❶。
這樣算2次！
維持2秒
刺激
硬梆梆
腳不要碰到地，
在可行範圍內用腹部力量支撐

重覆❶～❹動作，左右共10次，隔間1分鐘後再重覆1次，共做3組。

腹橫肌屬於腹部的深層肌肉，可以藉由呼吸來鍛鍊。

重點在於用腹部的力量支持雙腳。❷動作時，把腳向前伸，在腰部不會浮起的範圍內，讓腳維持停在半空中。同時記得把氣吐盡、讓肋骨確實緊縮，腹部也更容易施力，更能感受到腹部在用力支持腳的感覺！

若腰不小心浮起，不但會讓鍛鍊失效，還會引發腰痛。

這個動作除了腹橫肌外，也會使用到腹直肌，即便是腹肌發達的我，也覺得這個動作很辛苦。只要重覆做2組，就能確實感受腹橫肌正在運作！呼吸的效果還能燃燒體脂肪哦！

Bicycle Dea

Q&A

更有效的小技巧

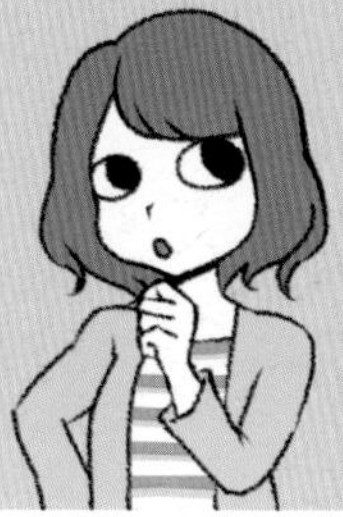

Q 真的有用到腹部的力量嗎？總覺得不太放心……

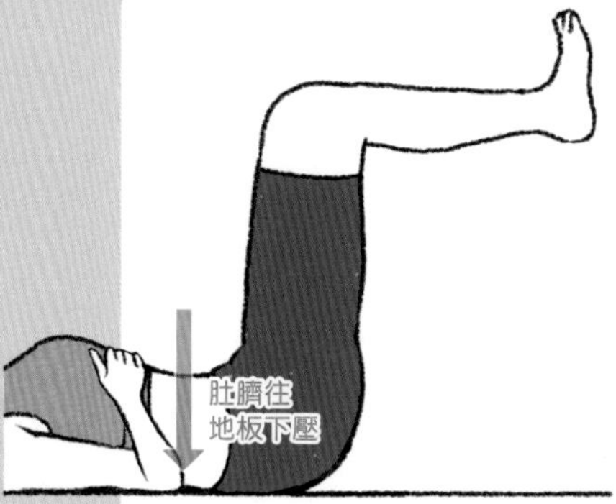

要注意肚臍的位置

若只關注腳上下伸縮的動作，就無法好好使用腹部肌肉。鍛鍊時要想像**肚臍是下壓、被固定在地板上**，如此一來做❶時，應該就能感受到腹肌在燃燒。重點在於留意肚臍，並讓腰與地板緊貼在一起。

小知識

一面呼吸一面觸碰肋骨就能抓住肋骨緊縮的感覺

雖然瘦，小腹卻還是突出、或是胸下圍大的人，很可能是肋骨過度擴張的緣故。執行空中自行車死蟲動作時，由於手放在肋骨上，吐氣時就能實際感受到肋骨緊縮的感覺！

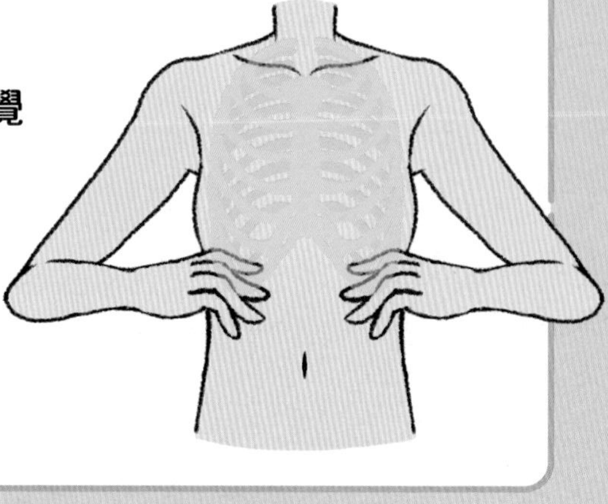

習慣之後

挑戰雙手一起運動！

1

仰躺，膝蓋抬起，
雙手平舉擺出
對齊前排的整隊手勢。

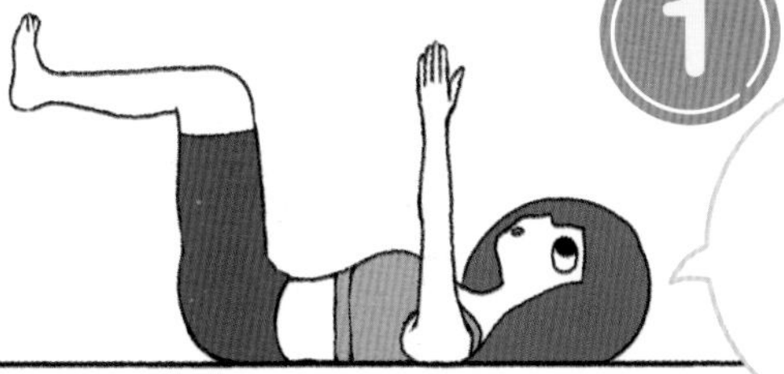

手腳同時動作，才是標準的「死蟲動作」哦！

2

一面吐氣，一面將右手
舉至耳邊、左腳向前伸。
手腳都不碰地，在可行範圍內
靠腹部的力量支撐、懸空。

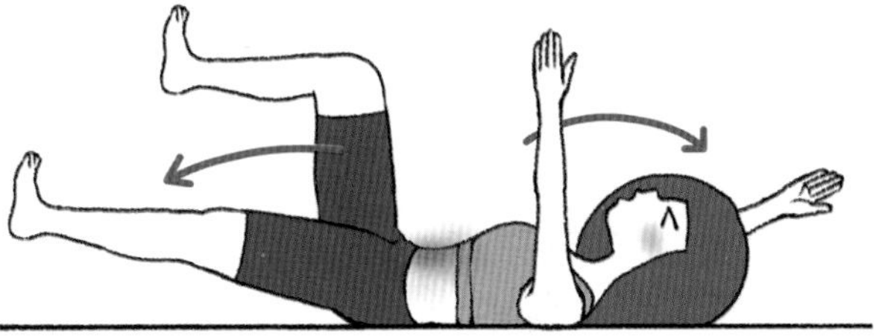

3

吸氣，同時回到
❶的準備動作。

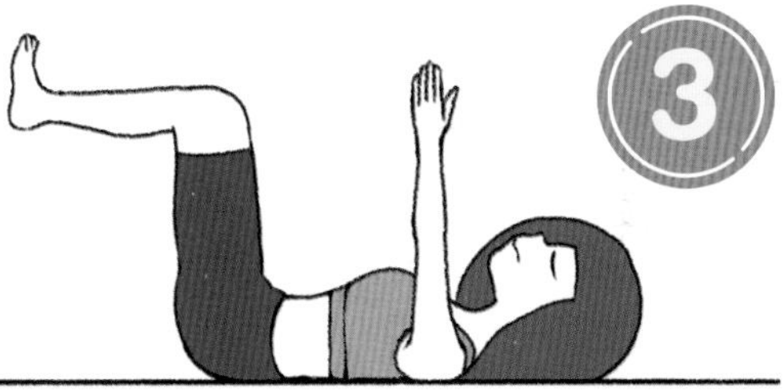

4

接著換另一手、另一腳動作。
一面吐氣一面伸出手腳，
再一面吸氣回到❶。

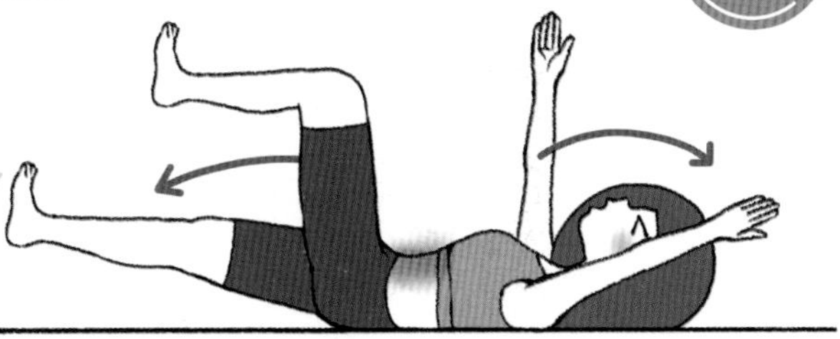

這也可以鍛鍊腦部、預防失智症哦★

❶～❹重覆10次（左右共20次），間隔30秒後再做第2組。

效果加倍UP！
+α鍛鍊

練出川字線！

觸膝捲腹

〔目標次數〕**10**次×**3**組
〔間隔〕**1**分鐘

TARGET：腹直肌

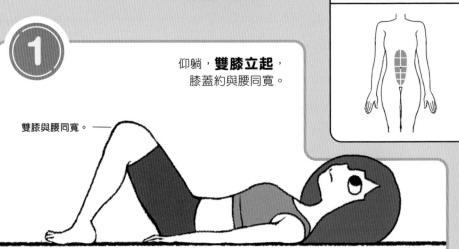

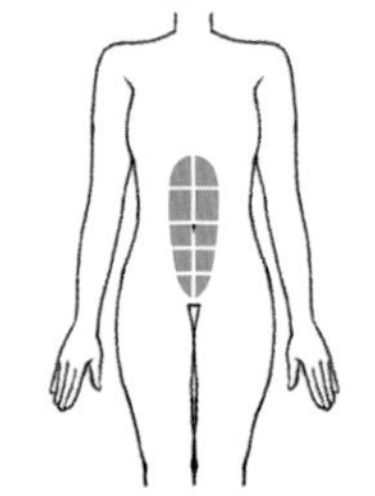

1

仰躺，**雙膝立起**，
膝蓋約與腰同寬。

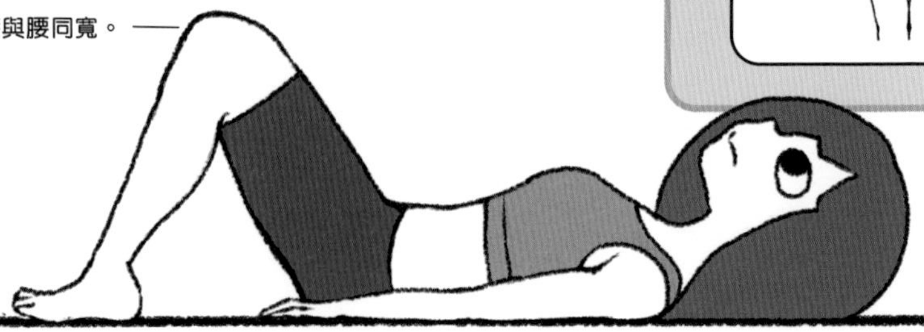
雙膝與腰同寬。

2

由口「呼～」地吐氣，同時**腹部用力**、**拱起背部**，讓手觸碰到膝蓋。
憋住氣，維持此姿勢1秒。

並不是要抬起上半身，
而是想像自己是潮蟲，
讓身體縮小屈起！

擅長鍛鍊腹肌的
潮蟲先生♡

維持
1秒
縮下巴
刺激刺激
上半身不要抬得過高，
只要肩胛骨稍微離地即可。

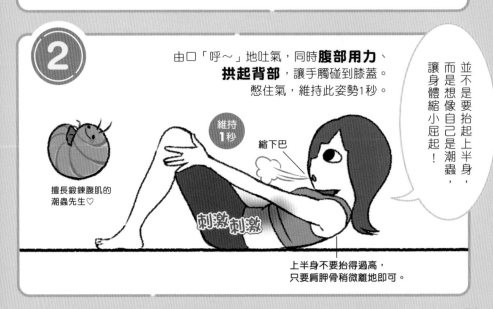

Knee Touch Crunch

這個動作是用來鍛鍊腹部正面的腹直肌。
不但可以打造出散發優雅女人味身形的川字線，還能讓小腹更平坦！
只要讓肩胛骨稍微離地，腹肌就能確實燃燒！
記得要縮起下巴，以免不小心錯誤使用到頸部的肌肉哦！

3

花費3秒緩緩回到原本的準備動作。
此時**腹部依然不能放鬆**，同時用鼻子吸氣。

背部一碰到地板，
就要立刻
再次觸碰膝蓋。

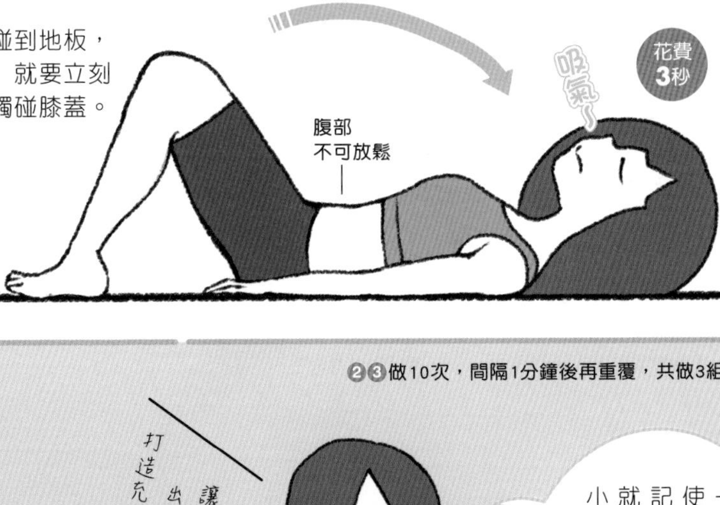

吸氣~
花費3秒
腹部不可放鬆

②③做10次，間隔1分鐘後再重覆，共做3組。

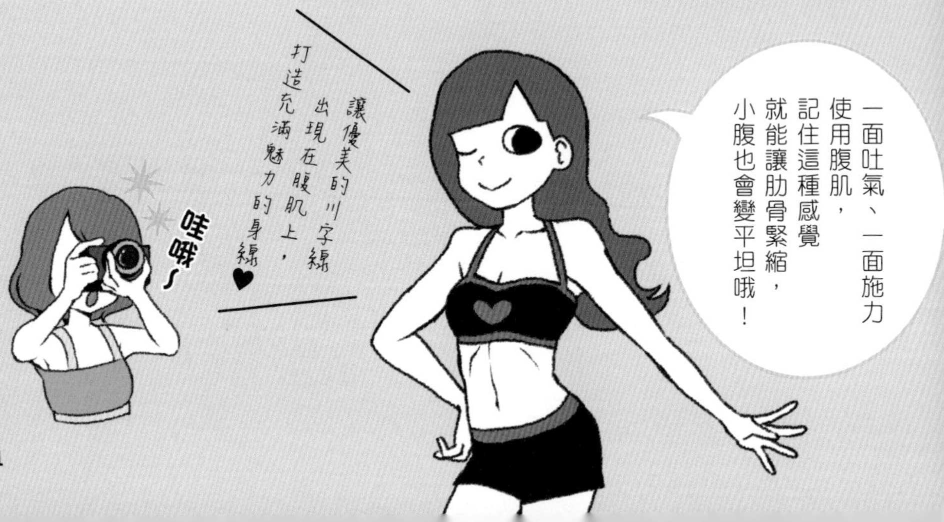

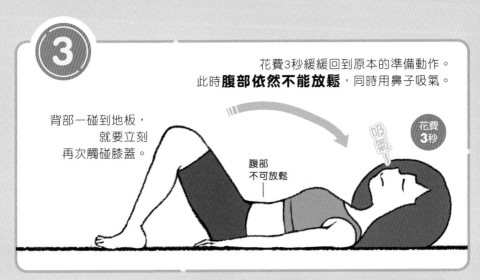

一面吐氣、一面施力使用腹肌，記住這種感覺就能讓肋骨緊縮，小腹也會變平坦哦！
讓優美的川字線出現在腹肌上，打造充滿魅力的身線♥
哇哦~

讓中氣不足易喘氣的人 擺脫 水桶腰

爬個樓梯就氣喘吁吁，真的有夠不妙。
這麼說來，就連去KTV唱歌
也常上氣不接下氣，是因為年紀嗎……
欸、呼吸也可以鍛鍊的嗎？
還可以讓腰線　變明顯？
這根本是為我設　計的健身吧！

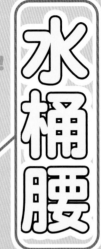

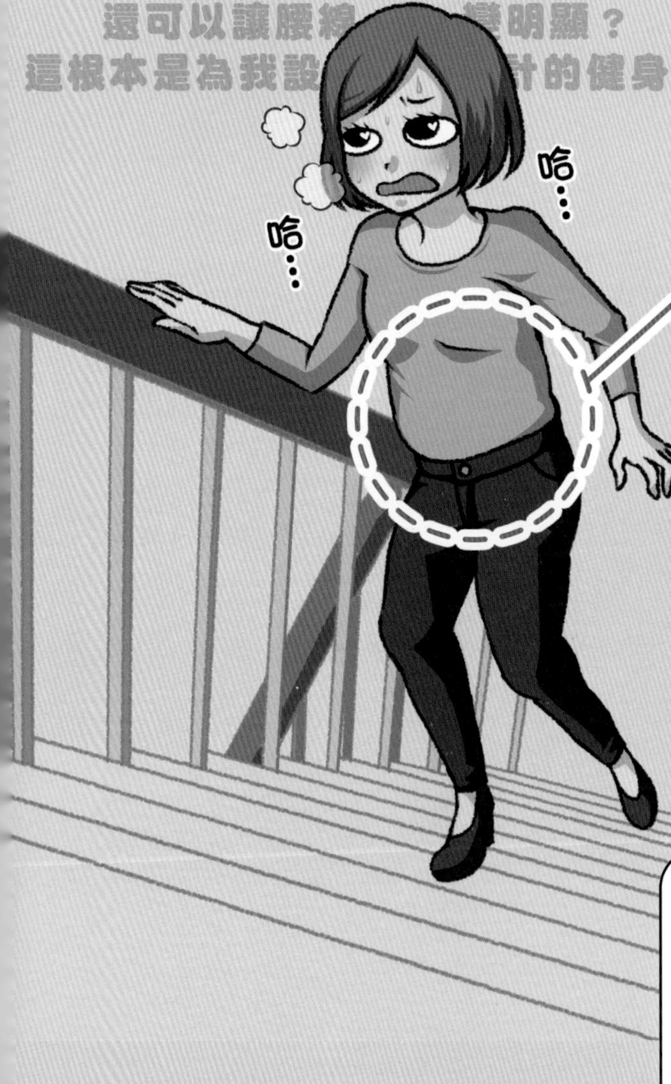

TARGET

腹斜肌
（腰圍周邊）

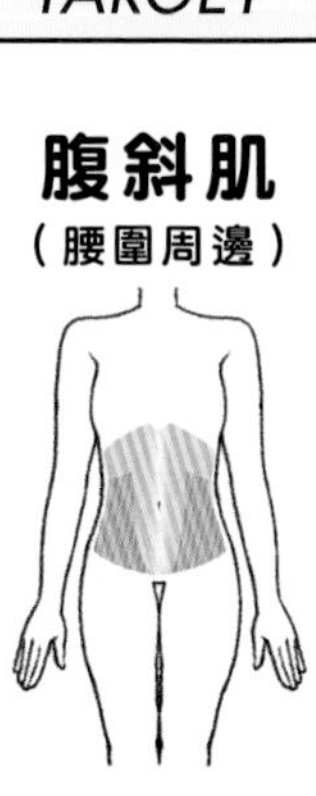

呼吸＋腹斜肌 打開你的瘦身開關

呼吸與腰線其實是息息相關的。

吸氣時肋骨會擴張、吐氣時則會緊縮。然而現代人多只重視吸氣，而忽視好好吐氣的重要性，造成肋骨總是處於擴張的狀態……如此一來，就容易造成沒有腰線的水桶腰！同時身體也會中氣不足、容易喘氣。

鍛鍊腹部的「腹斜肌」，並學會重視吐氣，如此一來就能讓肋骨緊縮，打造出理想的優美腰線。

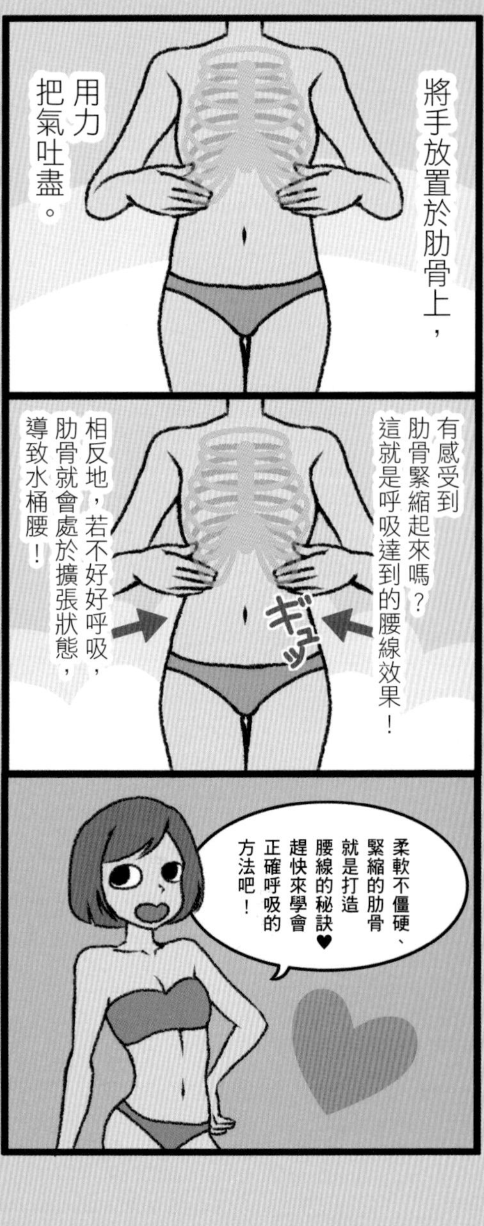
將手放置於肋骨上，
用力把氣吐盡。
有感受到肋骨緊縮起來嗎？這就是呼吸達到的腰線效果！
ギュッ
相反地，若不好好呼吸，肋骨就會處於擴張狀態，導致水桶腰！
柔軟不僵硬、緊縮的肋骨就是打造腰線的秘訣♥趕快來學會正確呼吸的方法吧！

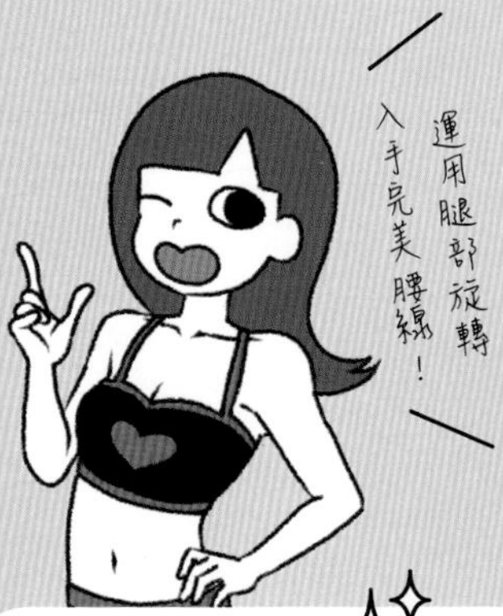
運用腿部旋轉
入手完美腰線！

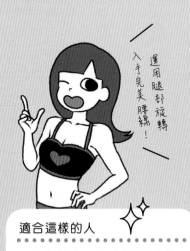

適合這樣的人

○吸氣過多、沒有好好吐氣

○容易喘氣

○唱KTV時無法拉長音唱歌

腿部旋轉

TARGET：腹斜肌

打造腰線必備鍛鍊！

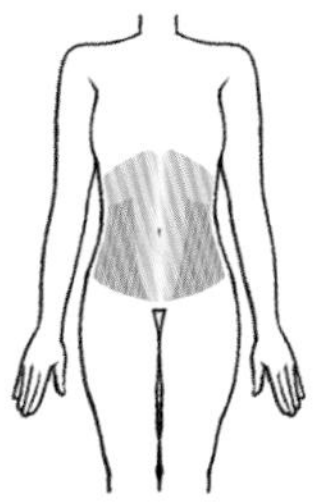

〔目標次數〕
20次×3組
〔間隔〕
1分鐘

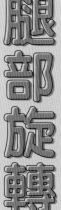

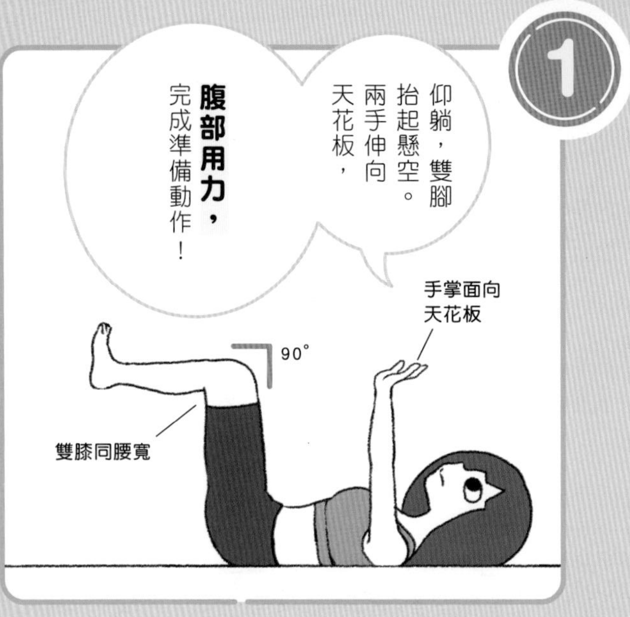
1
仰躺，雙腳抬起懸空。兩手伸向天花板，
腹部用力，完成準備動作！
手掌面向天花板
90°
雙膝同腰寬

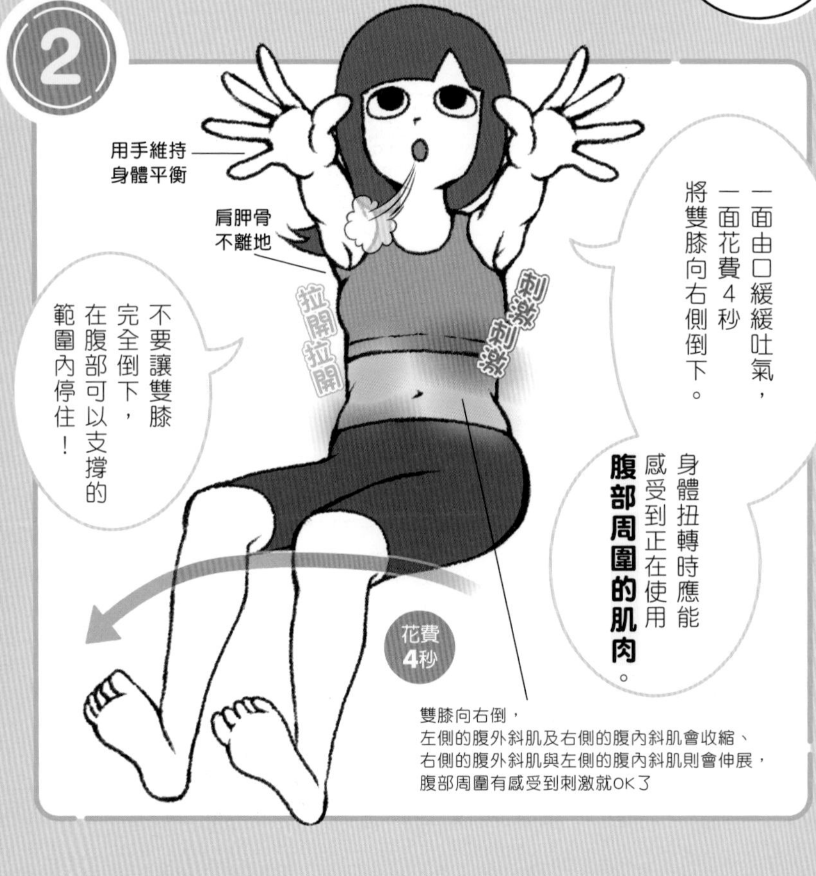
2
一面由口緩緩吐氣，一面花費4秒將雙膝向右側倒下。
身體扭轉時應能感受到正在使用**腹部周圍的肌肉**。
不要讓雙膝完全倒下，在腹部可以支撐的範圍內停住！
用手維持身體平衡
肩胛骨不離地
刺激刺激
拉開拉開
花費4秒
雙膝向右倒，
左側的腹外斜肌及右側的腹內斜肌會收縮、
右側的腹外斜肌與左側的腹內斜肌則會伸展，
腹部周圍有感受到刺激就OK了

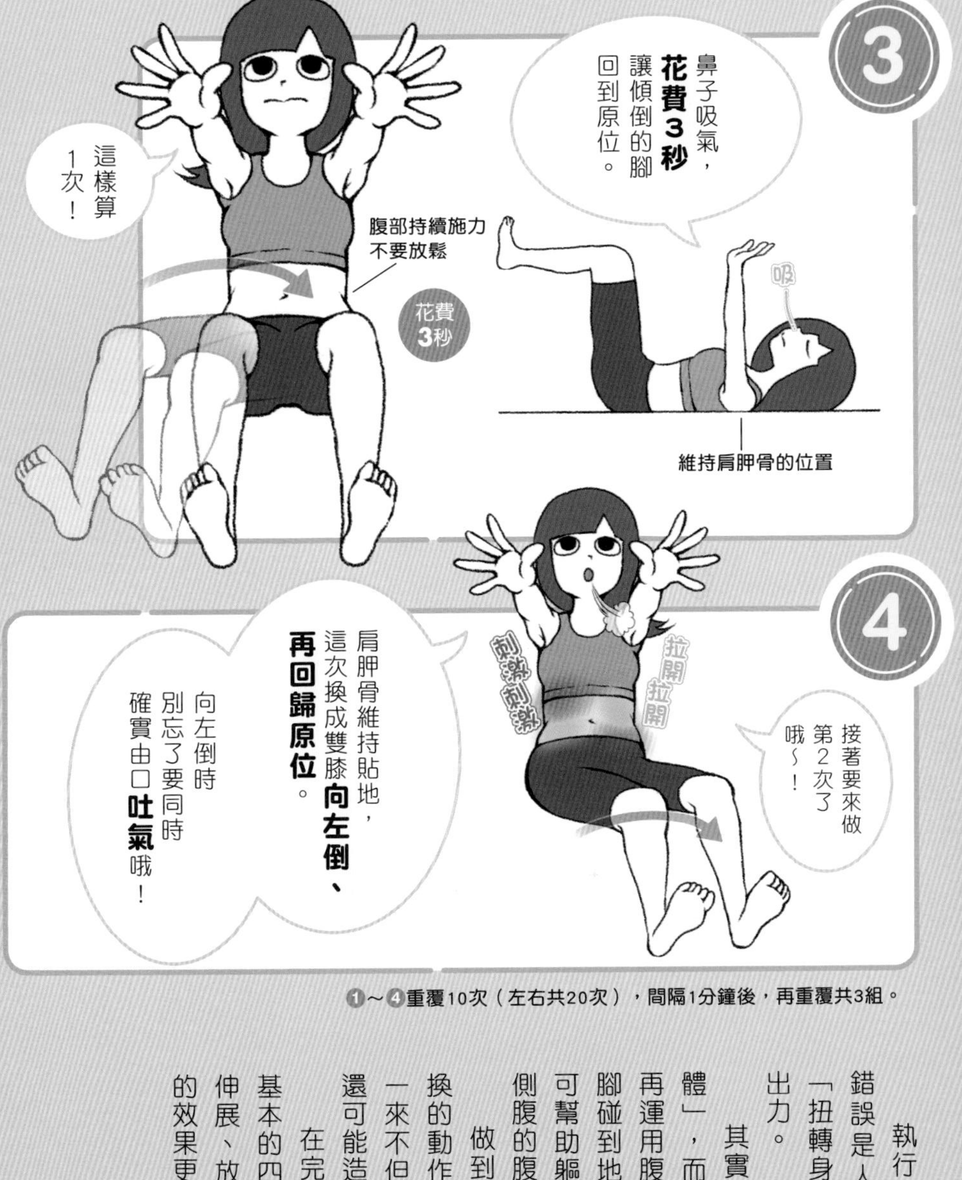
3
鼻子吸氣，花費3秒讓傾倒的腳回到原位。
這樣算1次！
腹部持續施力不要放鬆
花費3秒
吸
維持肩胛骨的位置
4
接著要來做第2次了哦～！
拉開拉開
刺激刺激
肩胛骨維持貼地，這次換成雙膝**向左倒、再回歸原位**。
向左倒時別忘了要同時確實由口**吐氣**哦！

①～④重覆10次（左右共20次），間隔1分鐘後，再重覆共3組。

執行這個動作時，常犯的錯誤是人們總是把重點放在「扭轉身體」，而忘了用腹肌出力。

其實這並不是在「扭轉身體」，而是讓雙腳「傾倒」，再運用腹部的力量撐住不讓雙腳碰到地面。雙手向上伸直，可幫助軀幹不移位，並感受到側腹的腹斜肌受到刺激。

做到覺得吃力時，左右替換的動作很容易變快，但這樣一來不但無法鍛鍊到腹斜肌，還可能造成腰痛。

在完成此鍛鍊後，可搭配基本的四肢著地式（P30）來伸展、放鬆筋骨，讓矯正肋骨的效果更佳！

Q&A

更有效的小技巧

Q 已經很努力扭轉身體了，但側腹完全沒感覺……

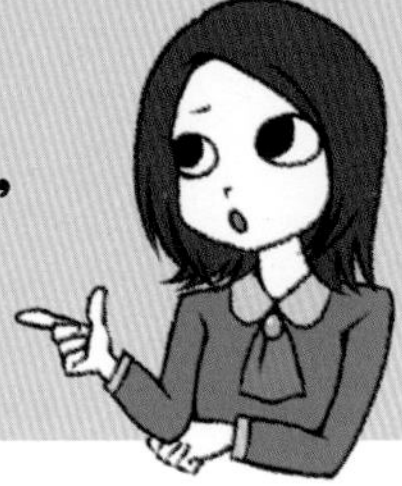

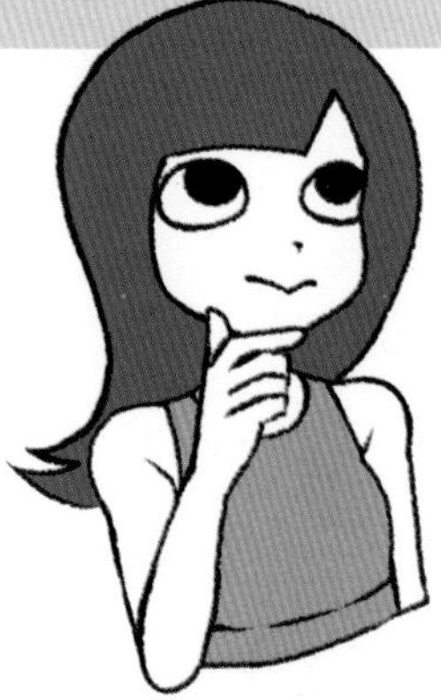

不要過度把重點放在扭轉身體上！

過度扭轉身體，腹部反而無法施力。執行此動作時，首先該注意的是**「用腹部出力」**這件事，並盡可能放慢速度，緩緩傾倒雙腳，如此一來，腹部就會感受到刺激了。

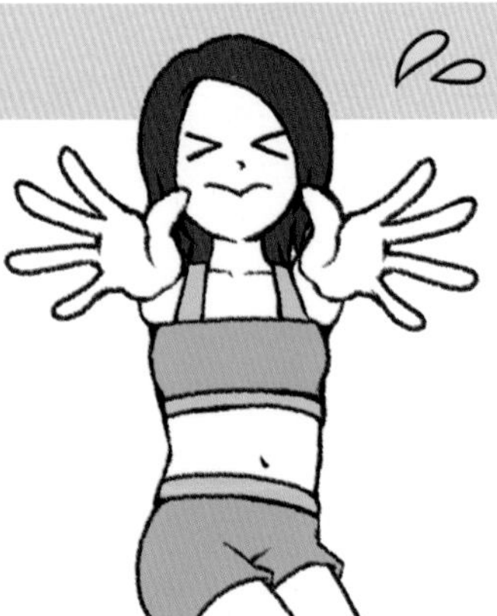

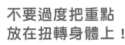

絕對不行!!

常會犯的NG點

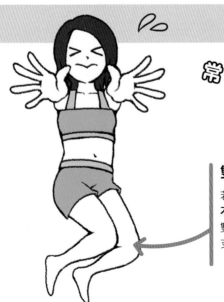

雙腳完全倒在地上

若腹部有確實施力，雙腳**其實不會完全倒下**才是。用伸直的雙手取得平衡，以側腹的力量支撐雙腳吧！

小知識

可以同時感受到側腹肌肉的伸展與收縮！

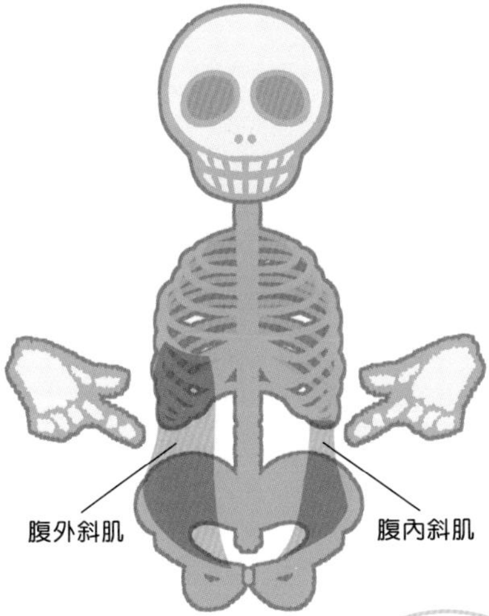
腹外斜肌
腹內斜肌

要打造優美腰線靠得就是腹斜肌！腹部外側有「腹外斜肌」、內側有「腹內斜肌」，當上半身向右扭轉時，右側的腹外斜肌就會伸展、腹內斜肌就會收縮。雖是同一側的肌肉，內側與外側卻可以同時收縮與伸展，是很獨特的部位。確實鍛鍊不但能擁有優美腰線，肋骨、脊椎、骨盆也都能矯正回到原位。

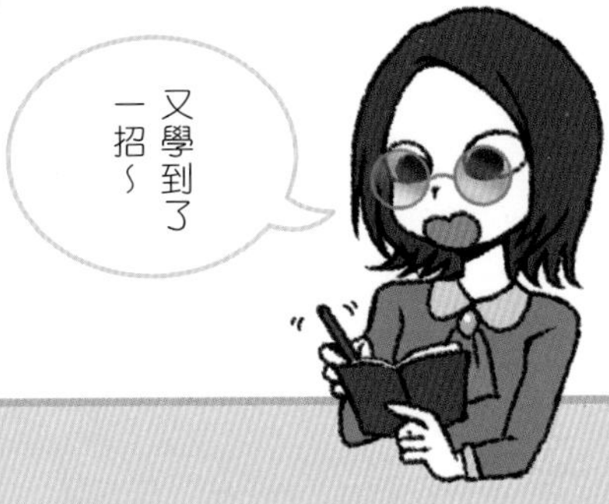
又學到了
一招～

習慣之後

挑戰側棒式！

又稱為側平板支撐（Side plank），是適合健身達人的高階腹斜肌鍛鍊法。剛嘗試時身體可能較難平衡，一旦腹斜肌鍛鍊得強而有力後，就能輕易做出此一動作了。（參P102）

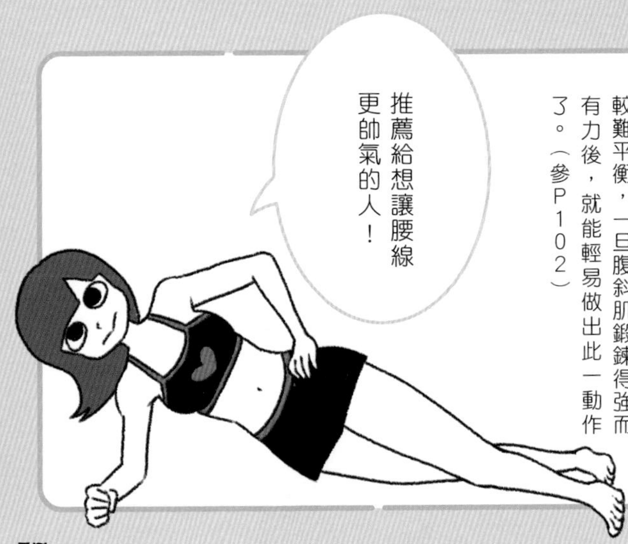
推薦給想讓腰線
更帥氣的人！

效果加倍UP！

+α 鍛鍊

短時間有效打造腰線！

交錯觸膝捲腹

〔目標次數〕單邊各**10**次×**2**組

〔間隔〕**1**分鐘

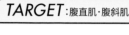

TARGET：腹直肌·腹斜肌

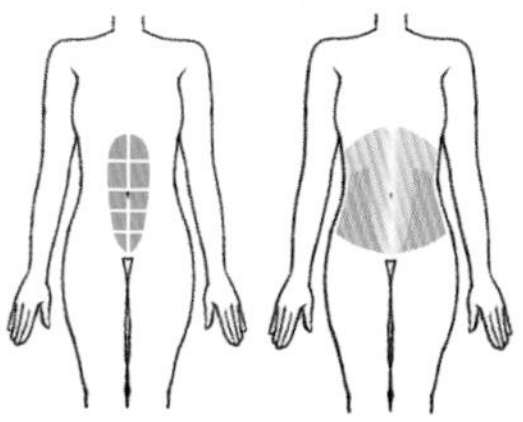

1

仰躺，**腳跟放置於椅子或台階上**，
左手向上伸直，
右手放置於頭部後側。

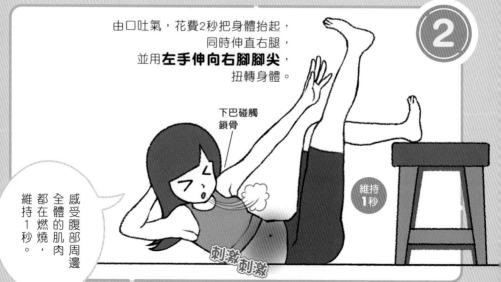

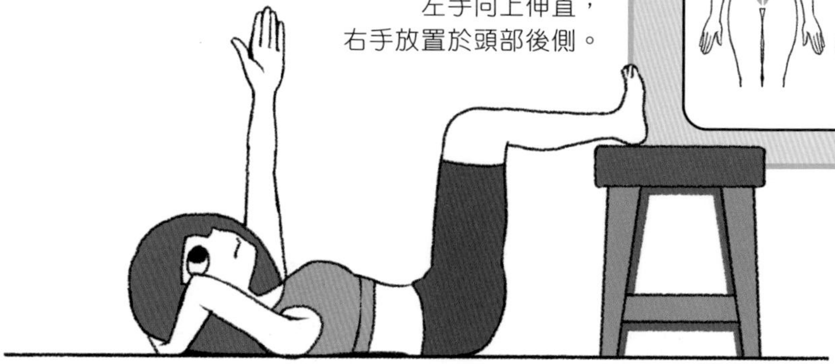

2

由口吐氣，花費2秒把身體抬起，
同時伸直右腿，
並用**左手伸向右腳腳尖**，
扭轉身體。

感受腹部周邊全體的肌肉都在燃燒，維持1秒。

Cross Touch Crunch

抬起身體可以刺激腹直肌、扭轉身體則可以刺激腹斜肌。
這個動作會運動到腹部整體，能有效打造優美腰線！
抬起身體、回到原位時，腹部都要持續施力不可放鬆。
若頭部怎樣都抬不起來，
也可以稍微抬起上半身刺激腹部即可。

3

持續向腹部施力，
一面由鼻子吸氣，
一面花費3秒緩緩讓身體回到原本的姿勢。

背部一碰到地板，
就馬上伸直右腳，
抬身扭轉。

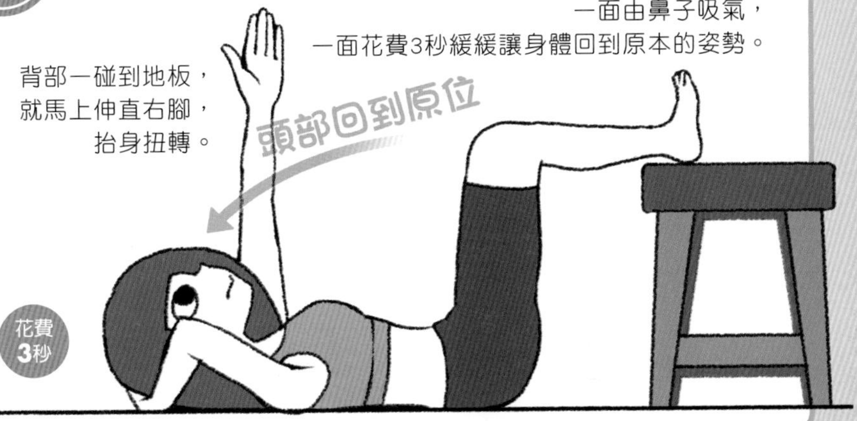
頭部回到原位
花費3秒

❷～❸做10次，間隔1分鐘後再做第2組。另一側也同樣執行。

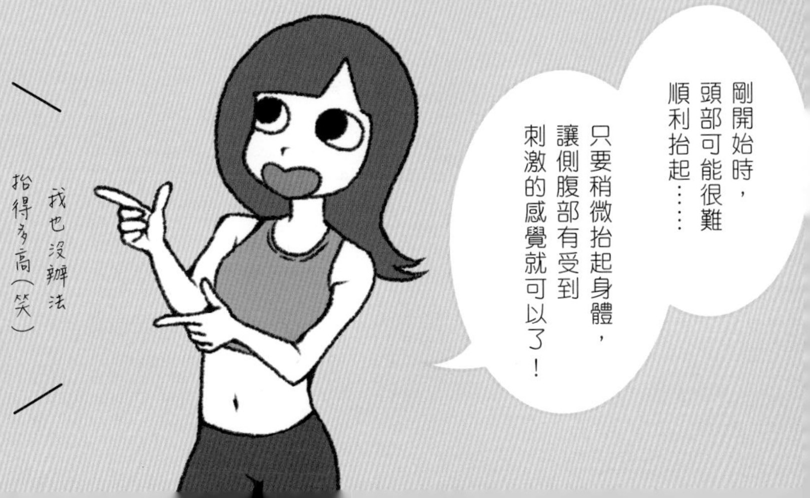
剛開始時，頭部可能很難順利抬起……
只要稍微抬起身體，讓側腹部有受到刺激的感覺就可以了！
我也沒辦法抬得多高（笑）

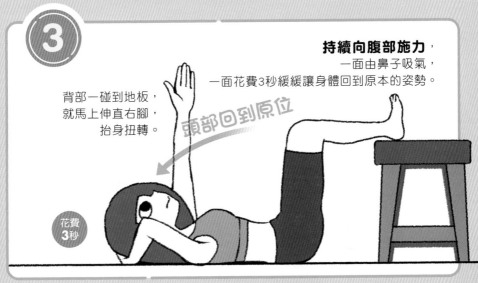

Column

座姿OX講座

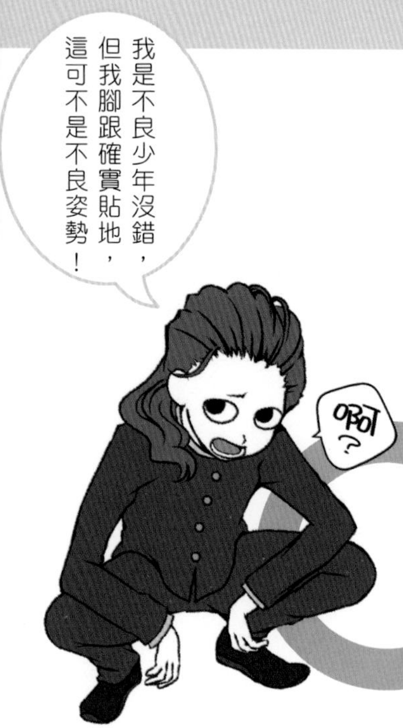

我是不良少年沒錯，但我腳跟確實貼地，這可不是不良姿勢！
啊？

出乎意料!? 日本不良少年蹲竟是有益身體的姿勢。

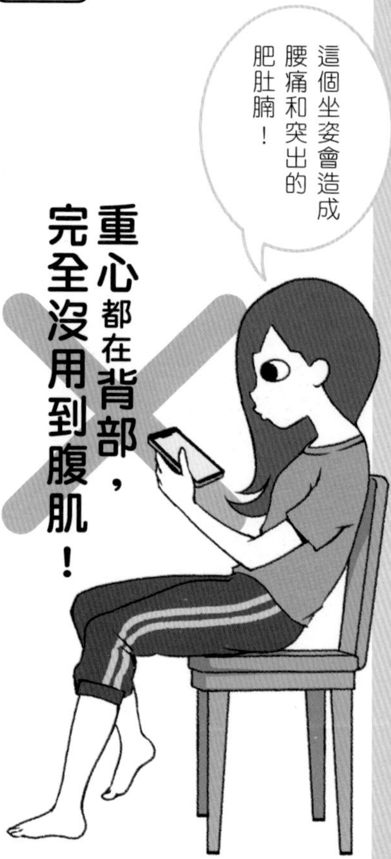

這個坐姿會造成腰痛和突出的肥肚腩！

重心都在背部，完全沒用到腹肌！

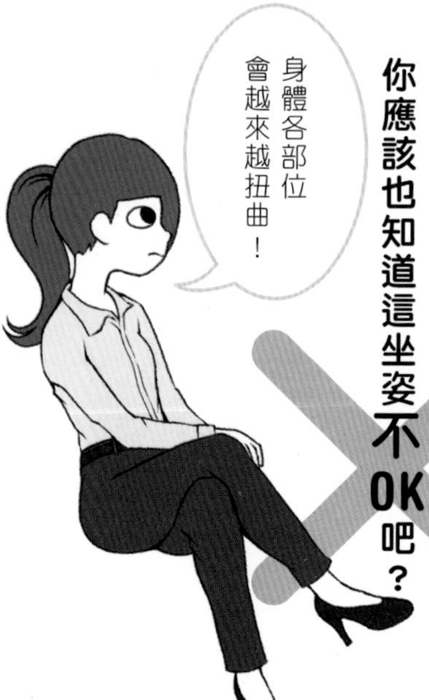

身體各部位會越來越扭曲！

因為坐起來舒服就一直翹腳。你應該也知道這坐姿不OK吧？

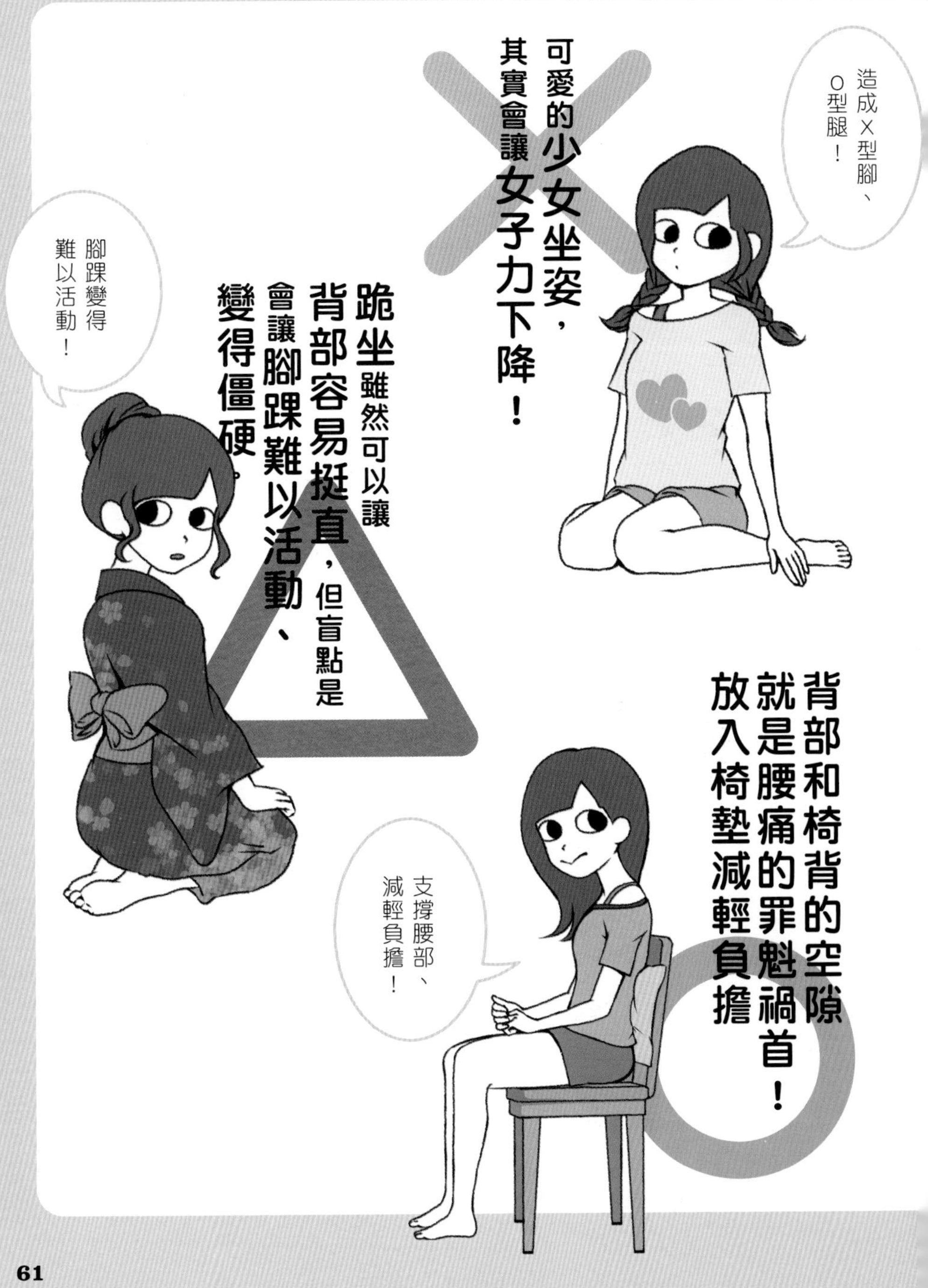
造成X型腳、O型腿！
可愛的少女坐姿，
其實會讓女子力下降！
跪坐雖然可以讓
背部容易挺直，但盲點是
會讓腳踝難以活動、
變得僵硬。
腳踝變得
難以活動！
背部和椅背的空隙
就是腰痛的罪魁禍首！
放入椅墊減輕負擔
支撐腰部、
減輕負擔！

讓拖著腳走路的人擺脫下垂臀部

步伐小、拖著腳走……
其實是沒自信，就算告訴自己要改善，
但馬上就忘了，回到垂頭喪氣的姿勢。
咦、我的背影看起來怎麼這麼老？
臀部也下垂……
太糟了！該怎麼辦才好？

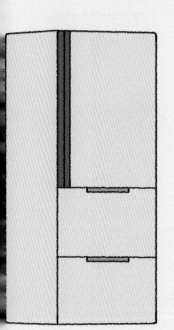

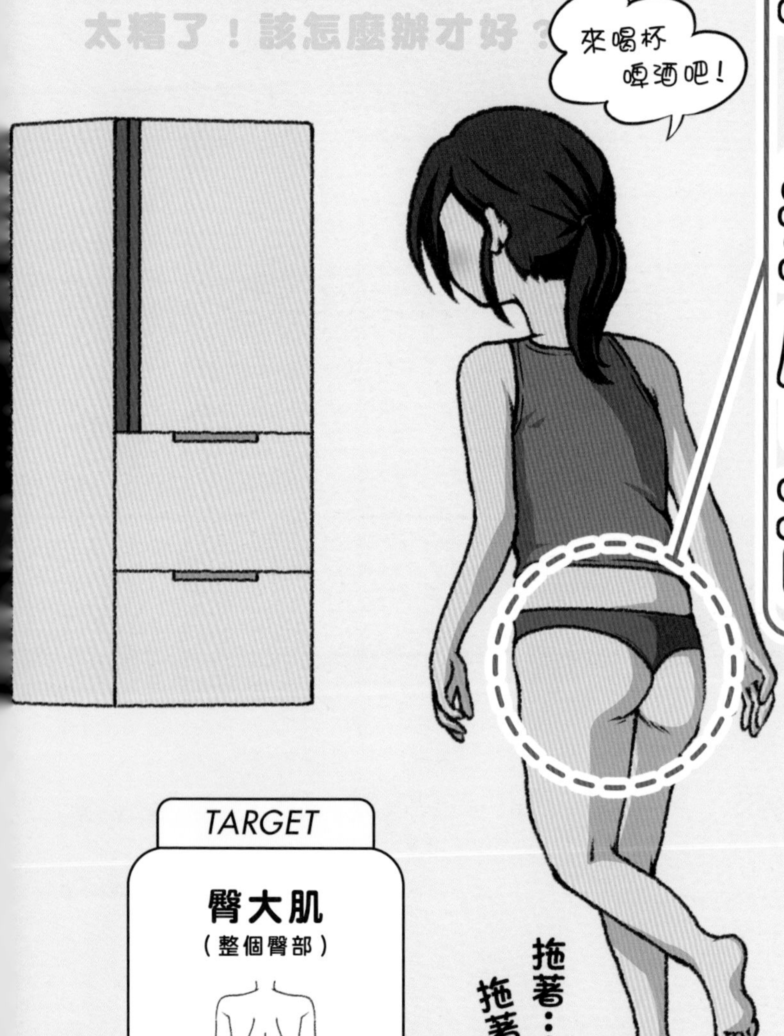

TARGET

臀大肌
（整個臀部）

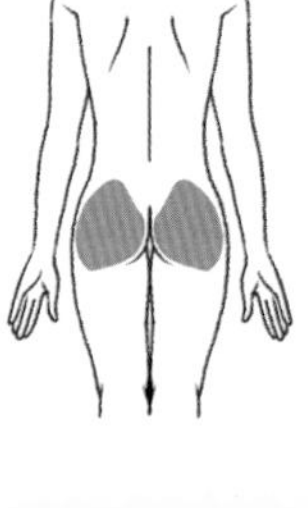

矯正鬆懈無力的臀部！

行走時，腳無法有力地向後踢，而是像企鵝一樣拖著腳走路，這是因為臀部的肌肉鬆懈、完全沒有使用到的緣故，如此一來臀部也會下垂，變成沒有弧度的形狀，這樣的人背影看起來好像一口氣老了十歲。

只要能喚醒臀部的「臀大肌」，就能夠正確運用臀部肌肉，走起路來優美健康，也可能就此打造出有彈性的翹臀！還能減輕走路時雙腳的負擔，能走得更有效率、更不易疲累。

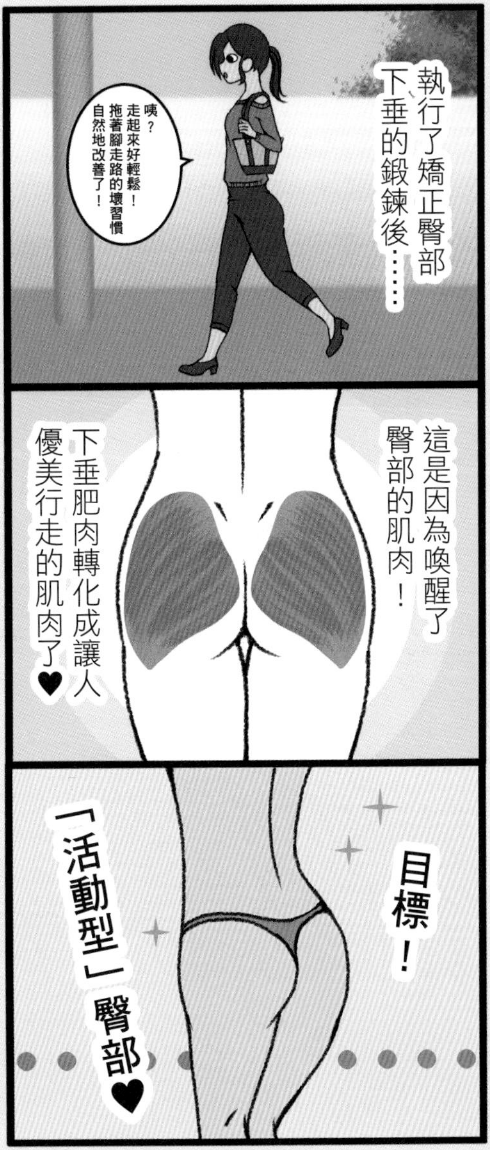
執行了矯正臀部下垂的鍛鍊後……
咦？走起來好輕鬆！拖著腳走路的壞習慣自然地改善了！
這是因為喚醒了臀部的肌肉！
下垂肥肉轉化成讓人優美行走的肌肉了♥
目標！
「活動型」臀部♥

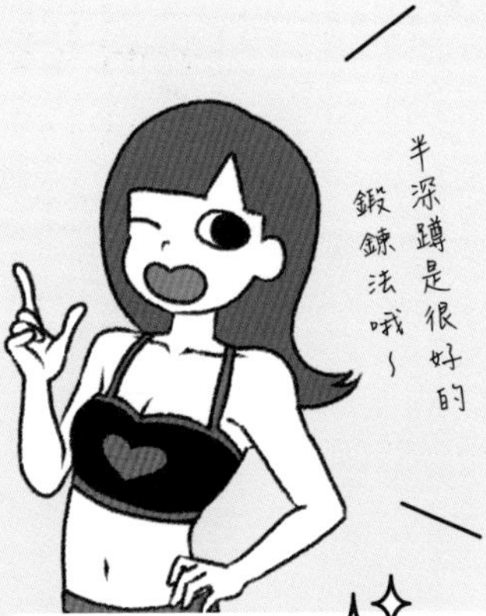
半深蹲是很好的鍛鍊法哦～

適合這樣的人

- ○步伐小、拖著腳走路
- ○上樓梯時完全感受不到臀部的運作
- ○不適合穿緊身窄管褲、窄裙

半深蹲

喚醒臀部肌肉變身翹臀！

TARGET：臀大肌

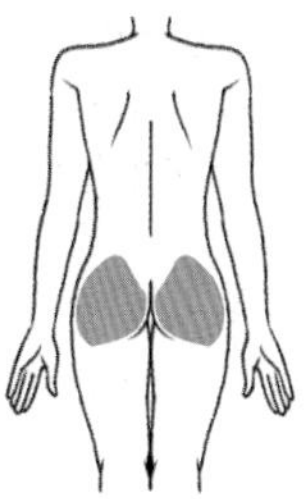

〔目標次數〕
10次×2組
〔間隔〕
1～3分鐘

1

雙腳距離比肩寬再大一些，**腳尖向外約45度**。

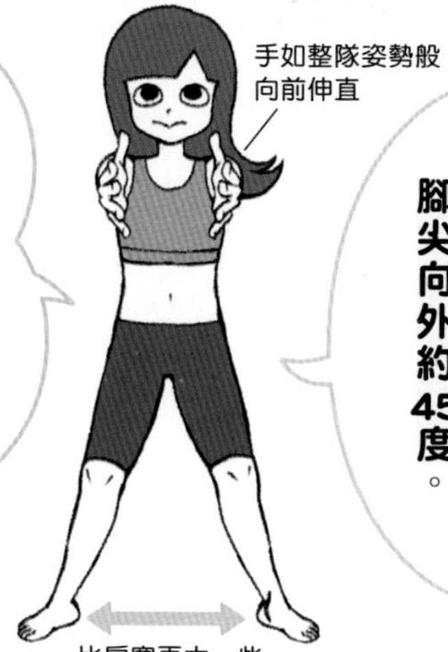

手如整隊姿勢般
向前伸直

雙手為保持身體平衡，向前方伸直。

比肩寬再大一些

2

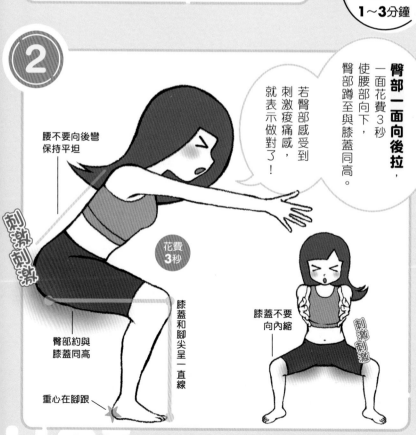

臀部一面向後拉，一面花費3秒使腰部向下，臀部蹲至與膝蓋同高。

若臀部感受到刺激痠痛感，就表示做對了！

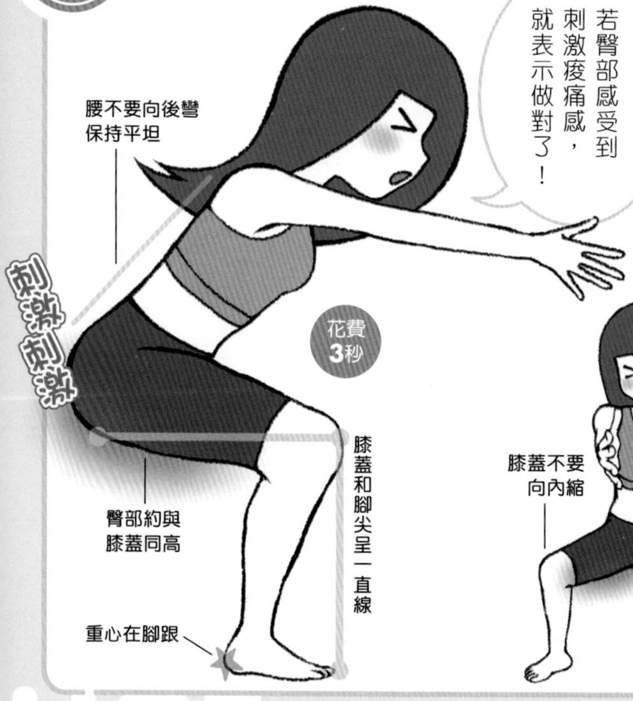

腰不要向後彎
保持平坦
刺激刺激
花費
3秒
臀部約與
膝蓋同高
膝蓋和腳尖呈一直線
重心在腳跟

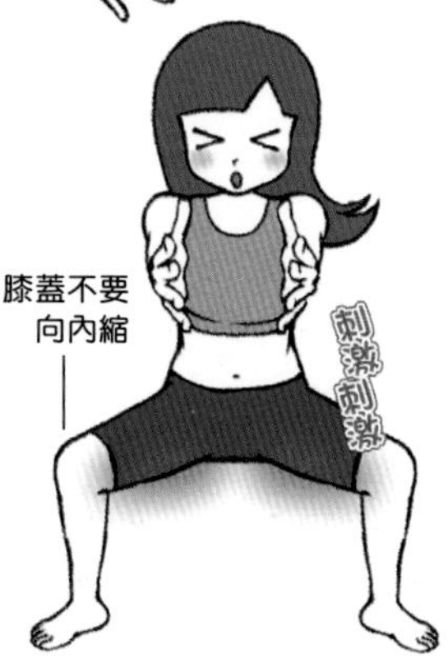

膝蓋不要
向內縮
刺激刺激

uat

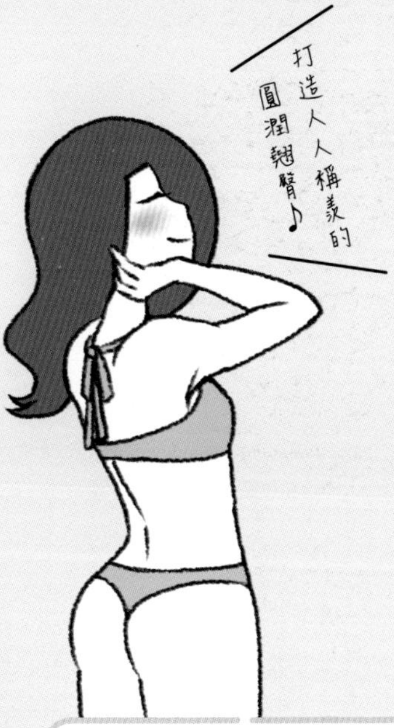

打造人人稱羨的
圓潤翹臀♪

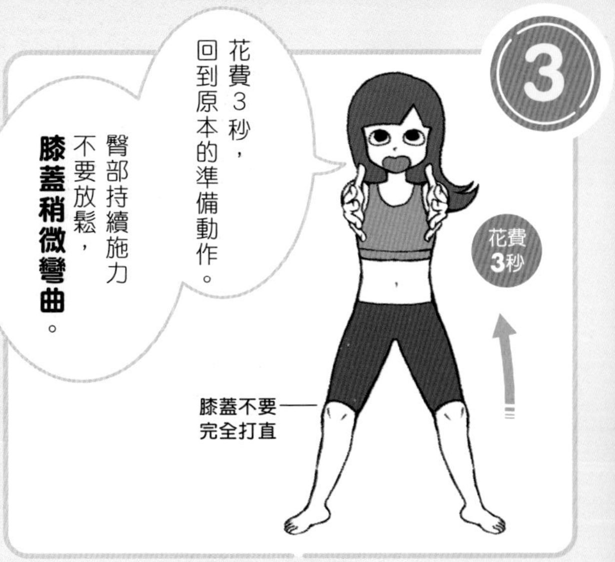

3
花費3秒，回到原本的準備動作。
臀部持續施力不要放鬆，**膝蓋稍微彎曲**。
花費3秒
膝蓋不要完全打直

❷❸做10次，間隔1～3分鐘後再做第2組。

POINT!!

臀部不是要往後翹，而是向後拉的感覺！若過度向後翹會造成腰向後彎。背部也要打直，像是鞠躬那樣的身形。

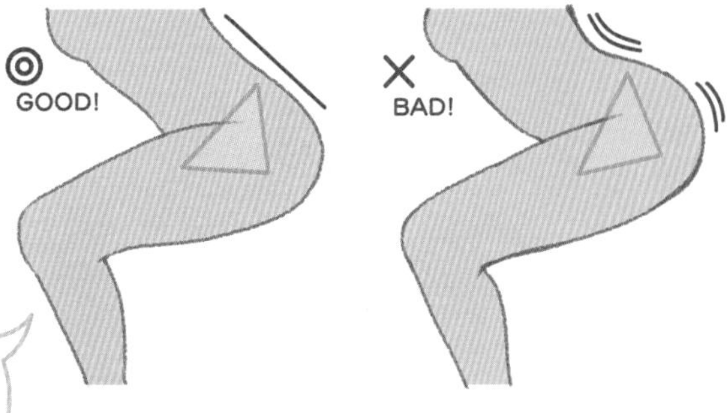

GOOD!
BAD!

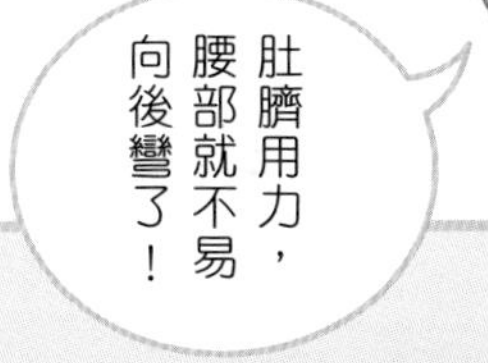

肚臍用力，腰部就不易向後彎了！

肌肉訓練的必備動作「深蹲」，雙腳的距離要稍寬一點，才能讓火力集中在臀部。

這個動作的重點為重心放在腳跟，以及臀部要蹲至與膝蓋同高。像鞠躬般讓臀部向斜後方拉，注意臀大肌的變化。雙手向前伸直可以幫助身體保持平衡。只要動作正確，也可鍛鍊到內收肌，可以同時達到提臀與美腿效果。初學者就算只做1組，應該就已經汗流浹背了！此外，若是把雙腳開至肩寬的2倍來深蹲，鍛鍊的重點就會變成內收肌，而非臀部了。

Semi Wide S

Q&A
更有效的小技巧

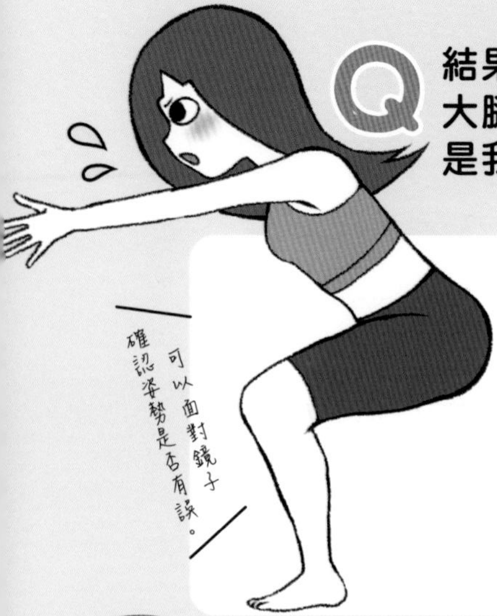

可以面對鏡子確認姿勢是否有誤。

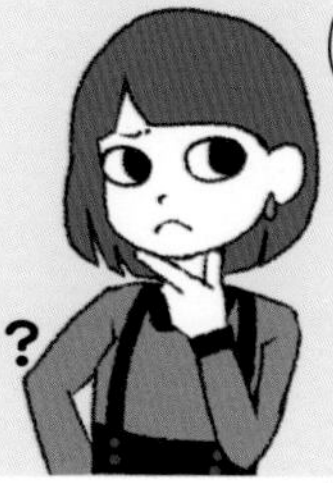

Q 結果好像鍛鍊到大腿前側了……是我的做法錯了嗎？

要注意膝蓋的方向！

即使大腿前側有感受到些許刺激，主要感受到刺激的部位落在臀部與大腿內側的話就是正確的！臀部向後拉時，只要**膝蓋不朝向內側**，就能減輕大腿前側的負擔。也很推薦大家做P42的半蛙式來伸展大腿前側肌肉。

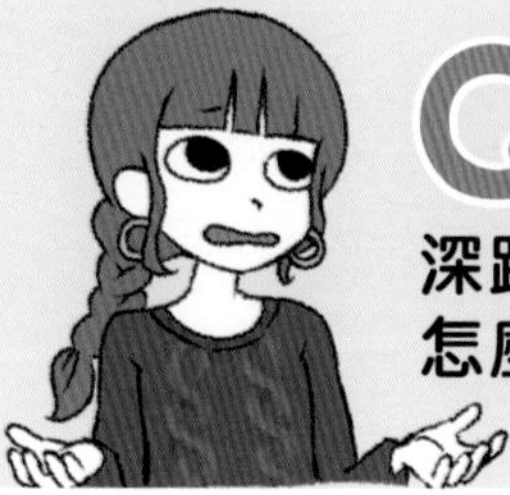

Q 深蹲讓膝蓋好痛，怎麼辦？

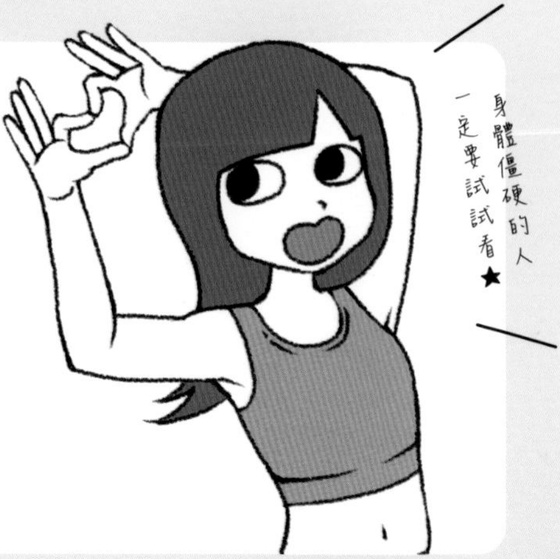

身體僵硬的人一定要試試看★

讓髖關節和腳踝變得更柔軟靈活吧！

要流暢地蹲下、起立，**髖關節、膝蓋、腳踝3處的關節需要均等地運作**，P76的束角式、P96的小腿跨步等鍛鍊動作都能讓髖關節、腳踝變得靈活，進而**分散膝蓋的負擔**。

站立時的最佳重心位置

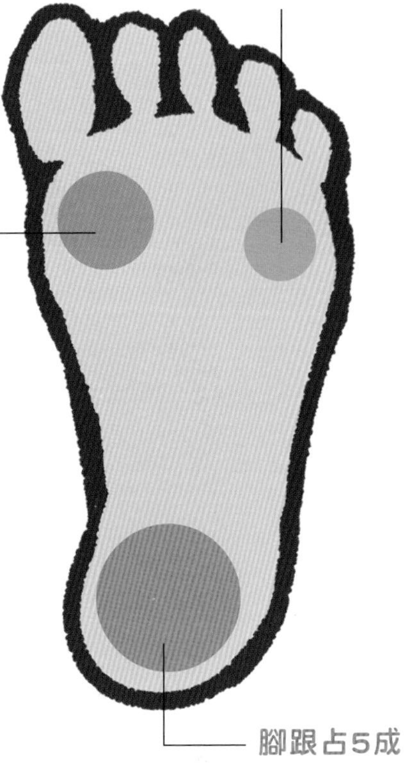
小趾頭根部約占2成
拇趾根部約占3成
腳跟占5成

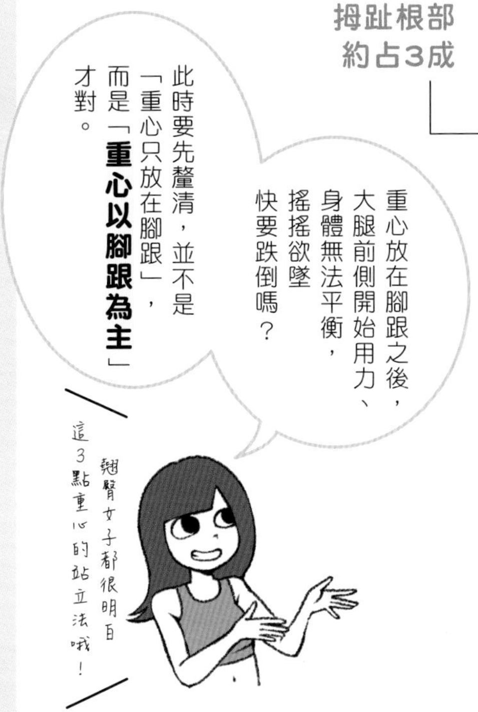
重心放在腳跟之後，大腿前側開始用力、身體無法平衡，搖搖欲墜快要跌倒嗎？
此時要先釐清，並不是「重心只放在腳跟」，而是「**重心以腳跟為主**」才對。
翹臀女子都很明白這3點重心的站立法哦！

習慣之後

增加重量！

習慣後，可雙手拿著啞鈴，增加負荷。若手邊沒有啞鈴，也可以將裝水的寶特瓶放入包包中，再拿著包包執行，增加強度★

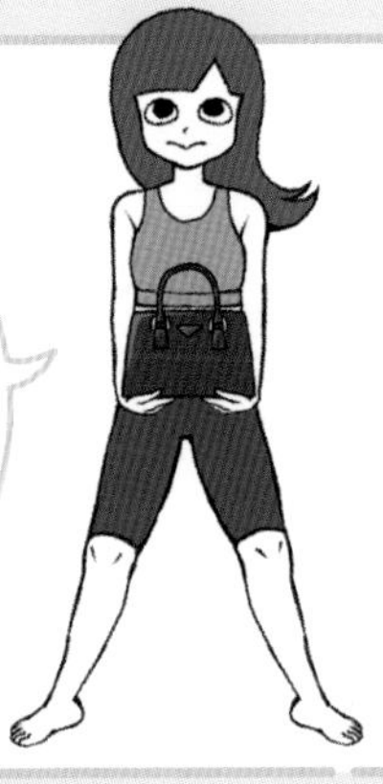
手臂不要太用力，由下方托著重物就好。

效果加倍UP！
+α鍛鍊

專注臀部，完全集中！
臀部延展

〔目標次數〕單邊各20次×3組
〔間隔〕1分鐘

TARGET：臀大肌

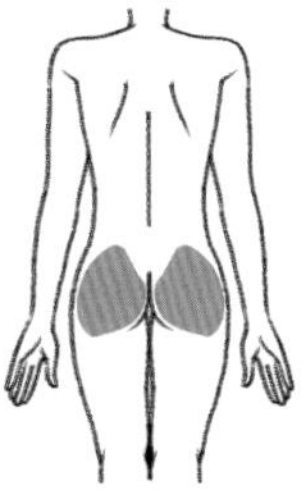

1

四肢著地，手放在肩膀正下方，
膝蓋放於骨盆正下方。

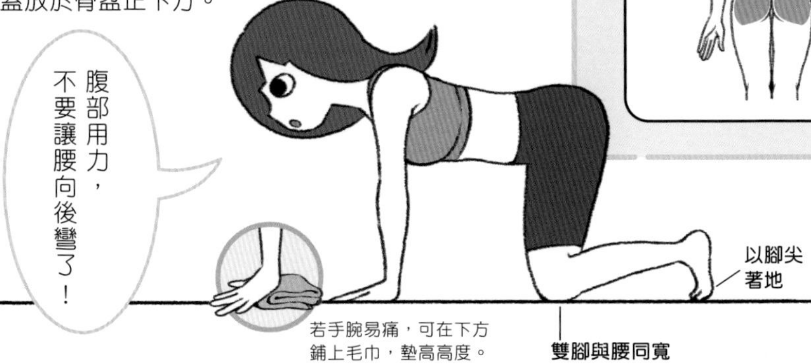
腹部用力，不要讓腰向後彎了！
以腳尖著地
若手腕易痛，可在下方鋪上毛巾，墊高高度。
雙腳與腰同寬

2

手和膝蓋用力下壓，
左腳試著**向遠方踢**，讓膝蓋向後伸直。
這個動作可以同時鍛鍊臀部與大腿內側！

刺激刺激
膝蓋盡可能地伸開
臉不要抬起
體重均等地施加於手和腳上
花費2秒

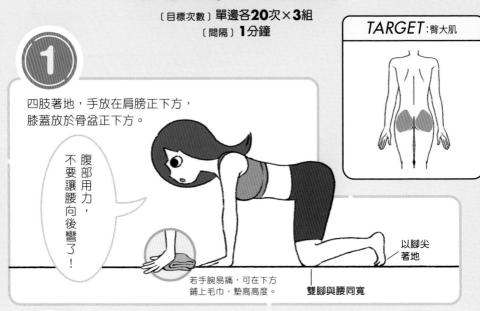

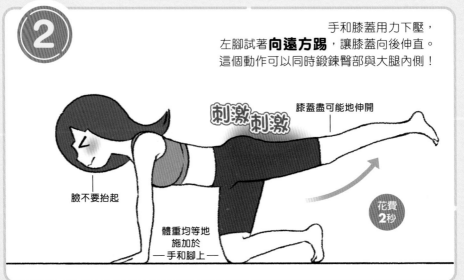

Hip Extension

鍛鍊臀部是居家健身不可或缺的。
深蹲可以鍛鍊到整個下半身，而這個動作則是完全集中於臀部。
要鍛鍊到臀部肌肉，就要盡量在❷時將腳向後伸，越遠越好。
身體的重量不要全放在腳上，也要均等地加壓於手上。若雙手無法好好支撐體重，便會增加大腿前側的負擔，變成鍛鍊大腿前側了。臉若抬起，腰也會跟著向後彎，要特別注意。

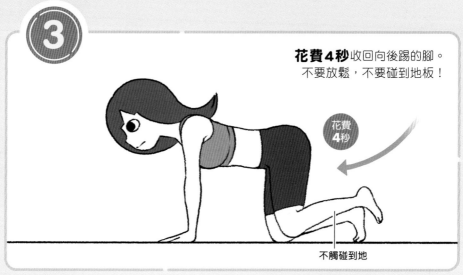

3

花費4秒收回向後踢的腳。
不要放鬆，不要碰到地板！

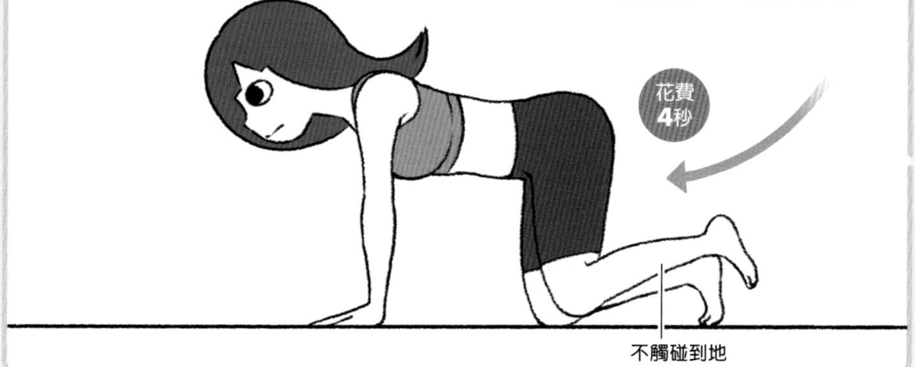

❷❸做20次，間隔1分鐘再重覆，共做3組。右腳也相同。

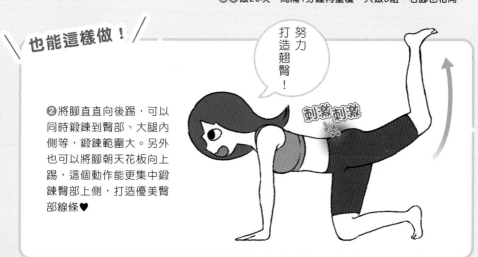

也能這樣做！

❷將腳直直向後踢，可以同時鍛鍊到臀部、大腿內側等，鍛鍊範圍大。另外也可以將腳朝天花板向上踢，這個動作能更集中鍛鍊臀部上側，打造優美臀部線條♥

讓站三七步的人

擺脫肥胖軟骨頭腿

做菜時，總是將
小腹靠在流理台上，
的確，我的重心都是放在單腳上，
姿勢很不好。
欸、我也不想讓腳張得這麼開……。
其實我也是想好好站著的。

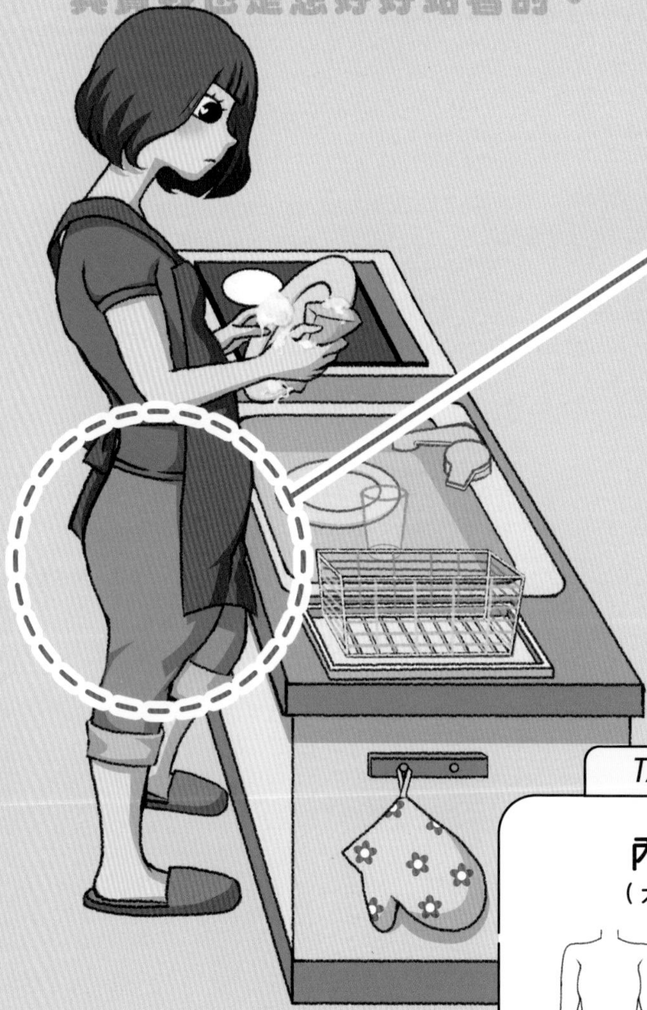

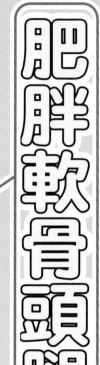

TARGET

內收肌
（大腿內側）

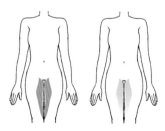

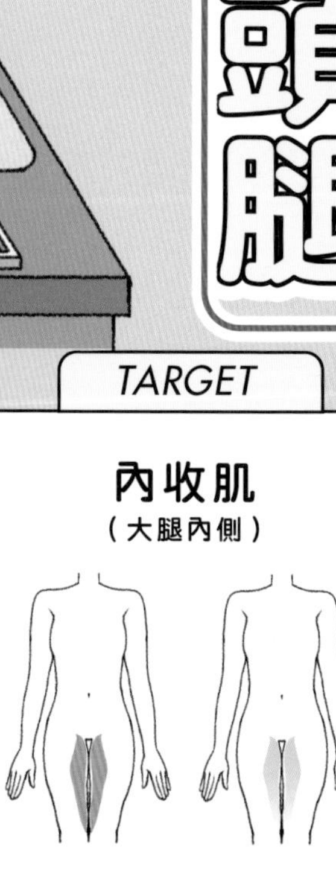

打開大腿內側的開關！

腰部靠著流理台、站沒站像……這樣的人很多都是把重心壓在腳的外側，使大腿前側和外側的肌肉過度運作。如此一來，大腿根部的骨部便會向外擴張，形成大腿外側外擴、肥胖的軟骨頭腿！

只要能鍛鍊大腿的「內收肌」，便能減輕大腿外側的負擔，讓重心不再只放在外側，向外擴張的大腿也會內縮，打造出筆直的苗條雙腿，站姿也更好看！

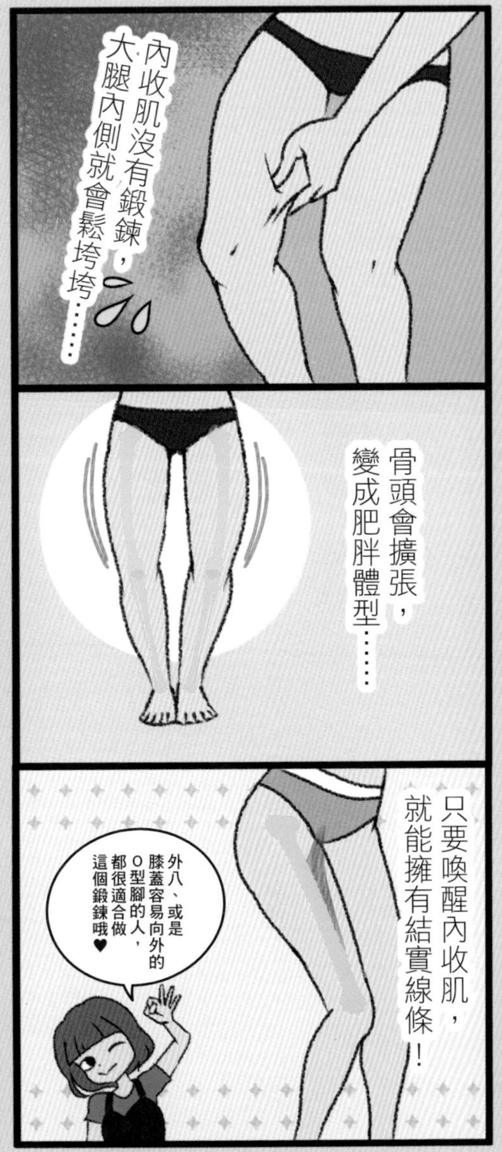

內收肌沒有鍛鍊，
大腿內側就會鬆垮垮……
骨頭會擴張，
變成肥胖體型……
只要喚醒內收肌，
就能擁有結實線條！
外八、或是膝蓋容易向外的O型腳的人，都很適合做這個鍛鍊哦♥

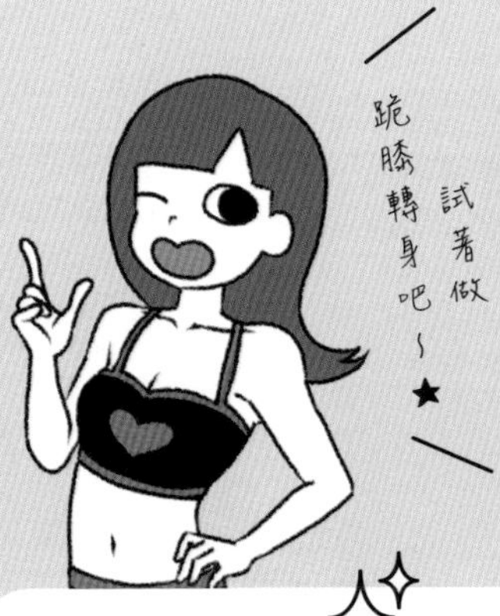

試著做
跪膝轉身吧~★

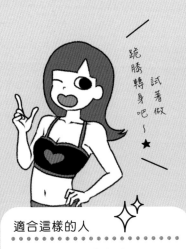

適合這樣的人

○站立時習慣靠著桌子、流理台等

○坐下時雙腳無法併攏

○站立時重心放在單腳

跪膝轉身

外擴的大腿也能變得緊實！

TARGET：內收肌

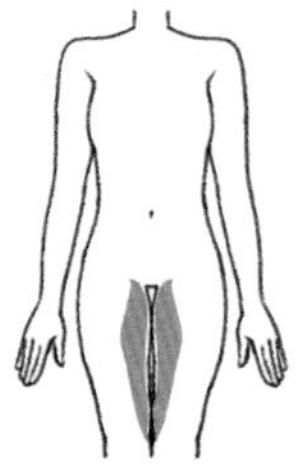

〔目標次數〕
單邊各
10次×3組
〔間隔〕
1分鐘

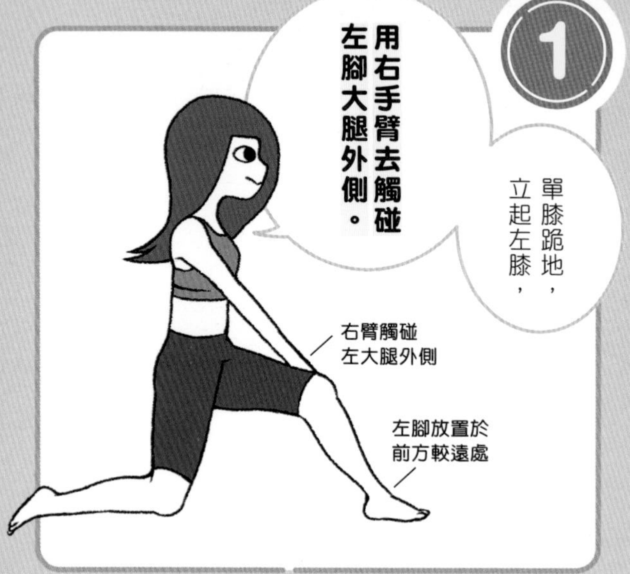

1
單膝跪地，立起左膝，
用右手臂去觸碰左腳大腿外側。
右臂觸碰左大腿外側
左腳放置於前方較遠處

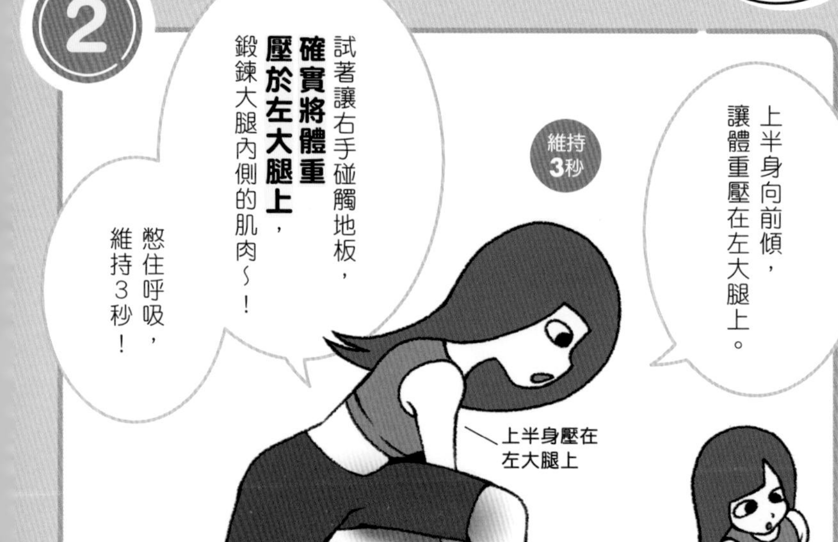

2
上半身向前傾，讓體重壓在左大腿上。
維持3秒
試著讓右手碰觸地板，**確實將體重壓於左大腿上**，鍛鍊大腿內側的肌肉～！
憋住呼吸，維持3秒！
上半身壓在左大腿上
刺激刺激
右手試著碰觸地板
將體重壓於足弓
膝蓋稍微向內

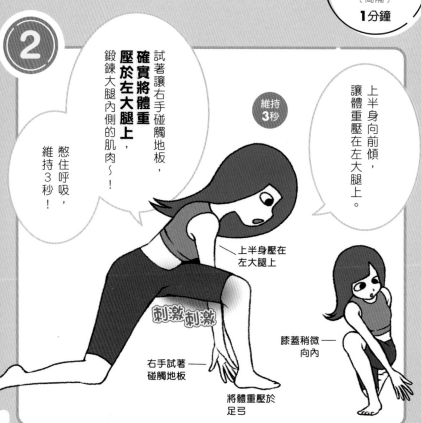

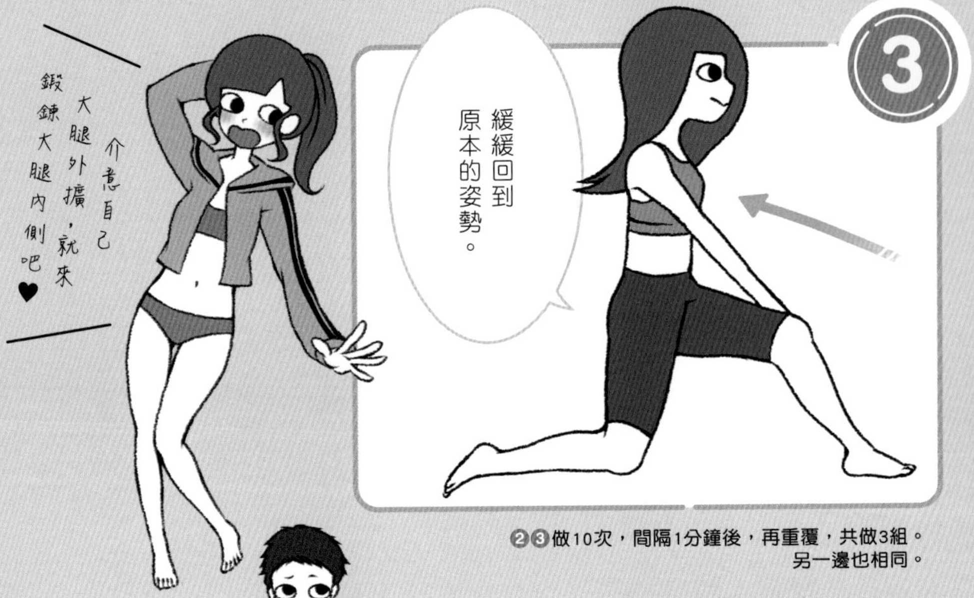
介意自己大腿外擴，就來鍛鍊大腿內側吧♥
3
緩緩回到原本的姿勢。

②③做10次，間隔1分鐘後，再重覆，共做3組。另一邊也相同。

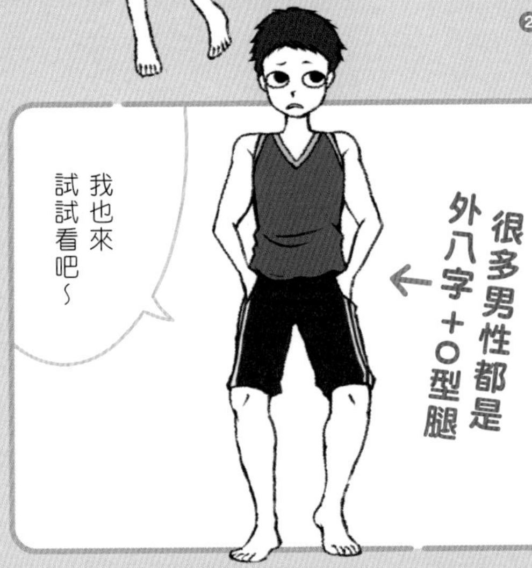
很多男性都是外八字＋O型腿
我也來試試看吧~

外八字的人也適合！

內收肌鬆懈，腳尖、膝蓋就容易向外擴，造成外八字。鍛鍊內收肌後，髖關節變會向內縮，也可改善外八字。

大腿外側擴張、肥胖，褲裝怎麼穿都不好看，大腿內側也鬆垮垮……這樣的人，一定要鍛鍊內收肌。

看到動作名稱中有「轉身」一詞，就會想扭轉身體，但要注意的是，扭轉身體不是重點，重點在於將身體前傾，讓體重施壓於前腳上，記得身體重量要向正下方加壓。若過度向前壓，膝蓋會過度向前，如此一來就會變成伸展腓腸肌，無法有效鍛鍊大腿了。

此外，要用整個腳底來支撐體重，膝蓋可稍向內傾倒。這樣一定可以感受到大腿正在燃燒！

Kneeling Twi

Q&A
更有效的小技巧

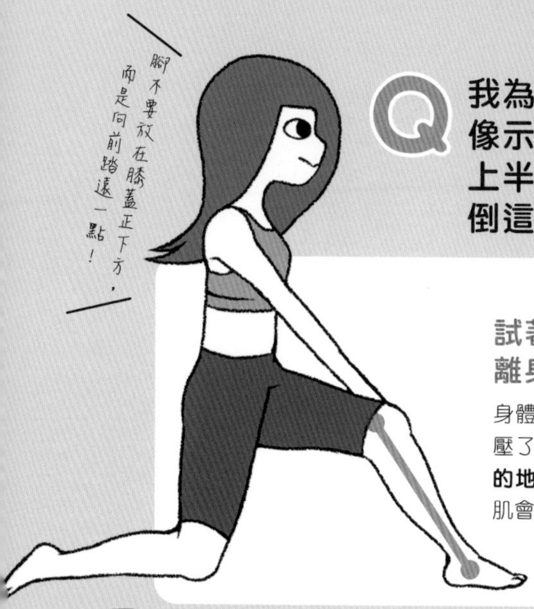
腳不要放在膝蓋正下方，
而是向前踏遠一點！

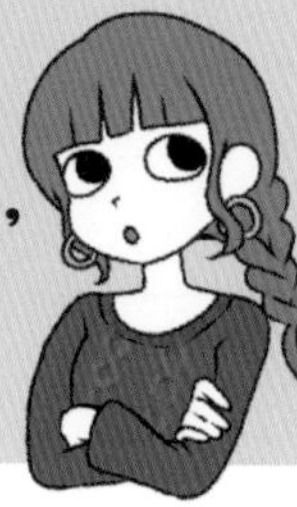

Q 我為什麼無法像示意圖一樣，上半身向下倒這麼低？

試著把腳放在離身體較遠的地方

身體無法向下倒，就也沒辦法把體重下壓了。❶時可試著**把腳放在離身體較遠的地方**！若腳離身體太近，僵硬的腓腸肌會造成阻礙，身體難以向下傾倒。

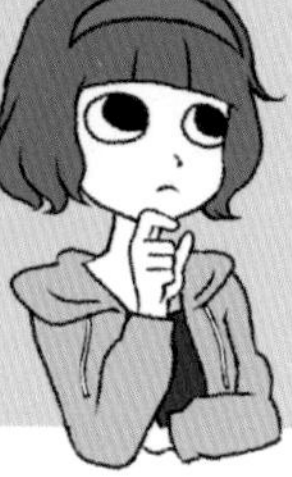

Q 感受不到大腿內側有受到刺激，怎麼做才好？

再次確認膝蓋的方向，以及上半身的角度

身體向下傾倒時，**膝蓋面向外側**、上半身倒得不過低，或是**沒有讓體重確實下壓**，就無法鍛鍊到大腿內側。試著讓上半身的重量確實壓在腳上，再次確認各部位的動作是否確實。

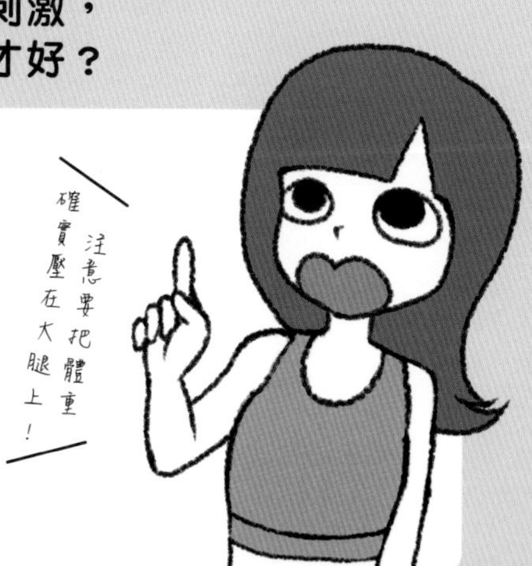
注意要把體重
確實壓在大腿上！

絕對不行!!

常會犯的NG點

變成只有在轉身

重點若只放在扭轉身體，體重就不會加壓於大腿上。重點不在扭轉身體的次數，而是要注意讓**身體向前傾倒、加壓**！

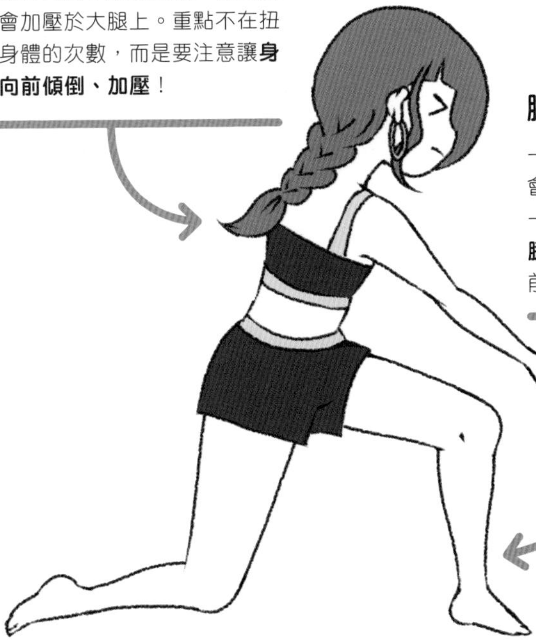

腳的位置太靠近身體

一不留意，腳的位置常常就會放置在膝蓋正下方，如此一來**體重無法好好加壓於大腿上**。記得要把腳放在膝蓋前方，離身體較遠的位置。

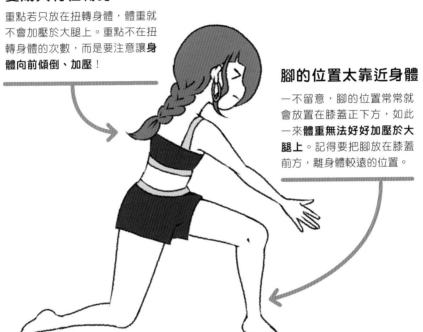

習慣之後

拿起啞鈴

習慣後，雙手可拿啞鈴增加強度。一開始先拿1kg的啞鈴就好，這樣應該就會感到很辛苦了！

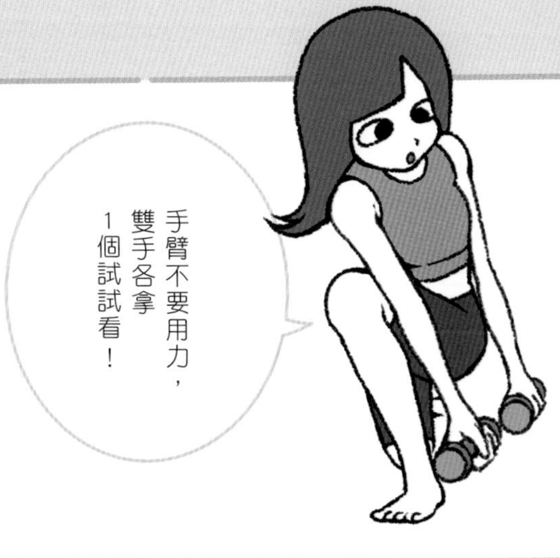
手臂不要用力，
雙手各拿
1個試試看！

效果加倍UP！
+α 鍛鍊

伸展大腿內側，讓髖關節變得柔軟！

束角式

伸展

〔目標次數〕**1**分鐘×**1**組

TARGET：內收肌

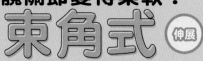

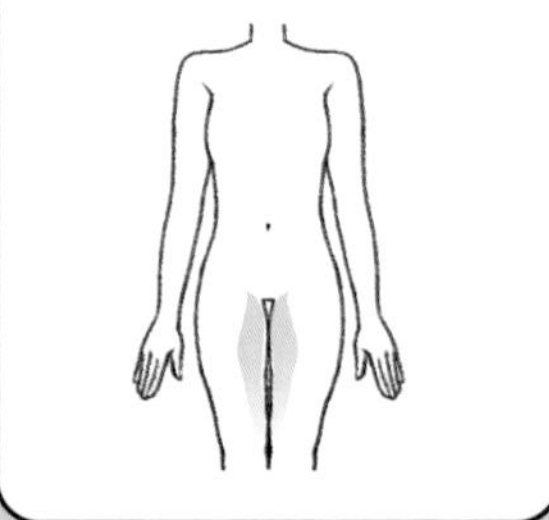

1

坐下、**雙腳腳底相貼**。

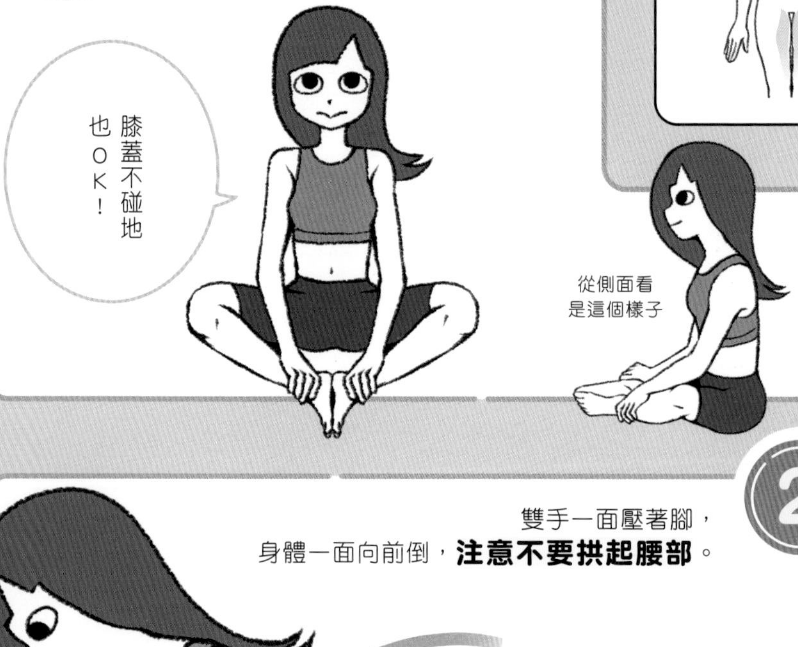

膝蓋不碰地也OK！
從側面看
是這個樣子

2

雙手一面壓著腳，
身體一面向前倒，**注意不要拱起腰部**。

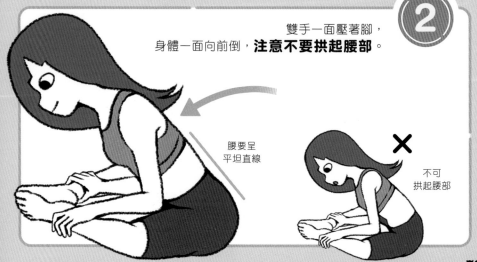

腰要呈
平坦直線
×
不可
拱起腰部

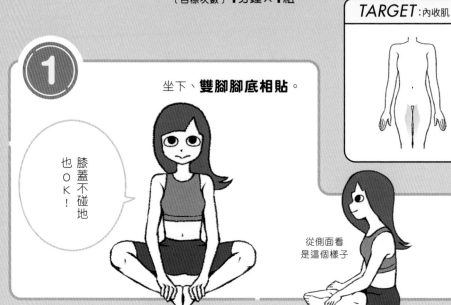

Bound Angle

伸展大腿內側，能讓髖關節變得更柔軟不僵硬！
大腿內側變柔軟後，就更容易使用到臀部的肌肉，也有美腿效果。
❷時若拱起腰部，就伸展不到大腿內側，重點是要從大腿的根部向前傾倒。
請一面仔細呼吸，一面伸展大腿內側。
重點不在於一次可以做多少套，而是一次1套，1天內分數次去執行，效果更佳。

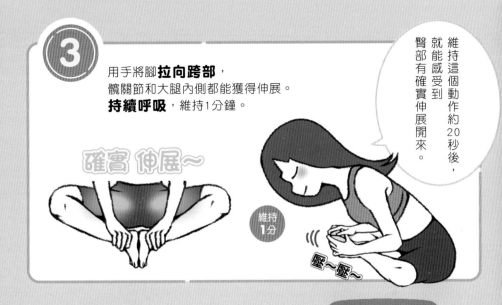

3

用手將腳**拉向跨部**，
髖關節和大腿內側都能獲得伸展。
持續呼吸，維持1分鐘。

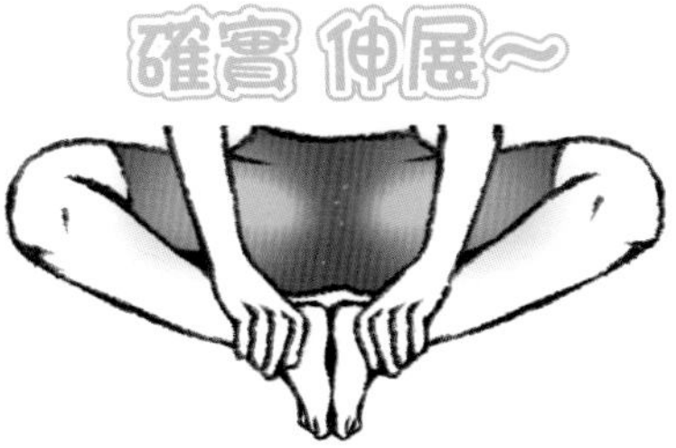
確實 伸展~

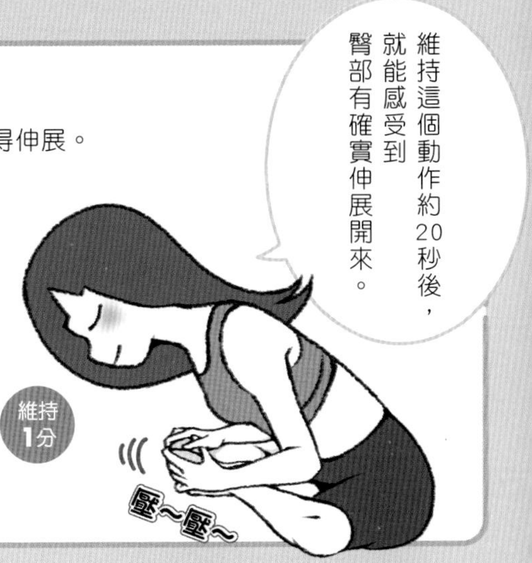
維持這個動作約20秒後，
就能感受到
臀部有確實伸展開來。
維持1分
壓~壓~

小知識

腿很漂亮的人 髖關節都很柔軟!

要打造苗條雙腿，髖關節的柔軟度也很重要！除了鍛鍊肌肉外，一起靠伸展運動增加柔軟度吧♪

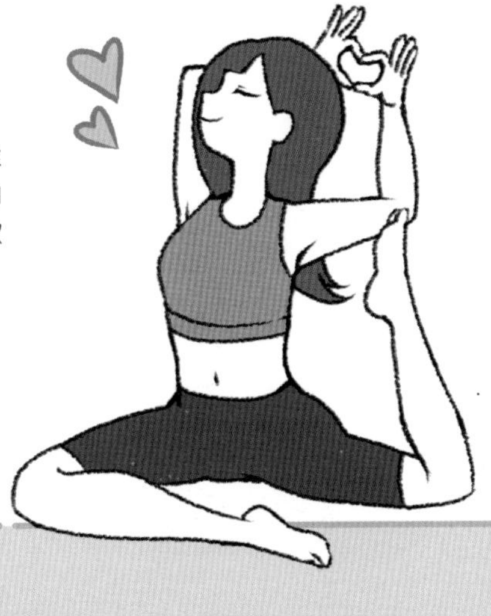

Column

改善姿勢的小習慣

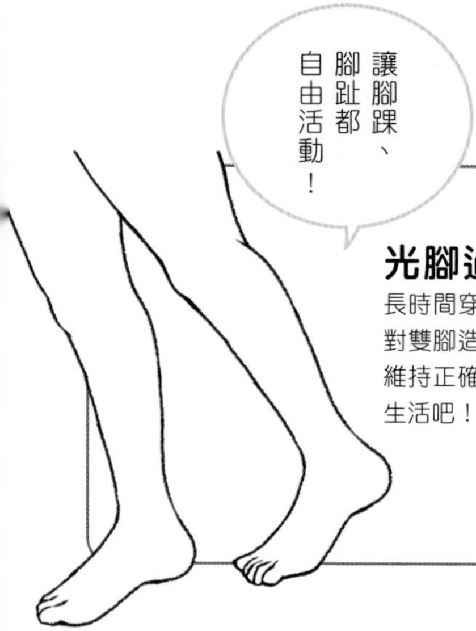
讓腳踝、腳趾都自由活動！

光腳過生活！

長時間穿著鞋跟高的鞋子，不但對雙腳造成巨大的負荷，也難以維持正確姿勢。在家裡就光著腳生活吧！

確實吐氣！

現代人常常過度吸氣，造成折腰駝背。注意並確實吐氣，不但能使用到腹肌，還能矯正肋骨位置、改善折腰等問題！

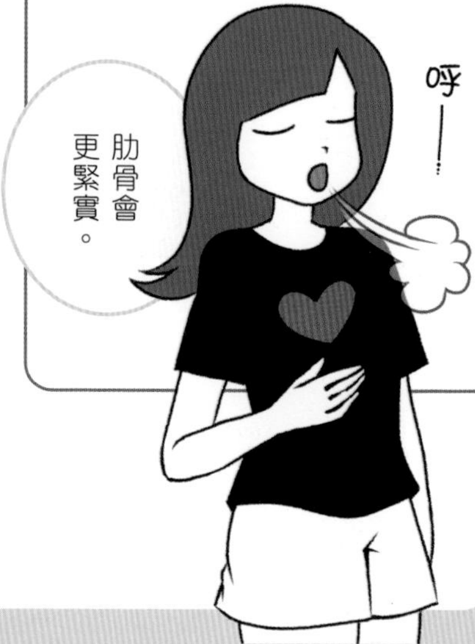
呼——！
肋骨會更緊實。

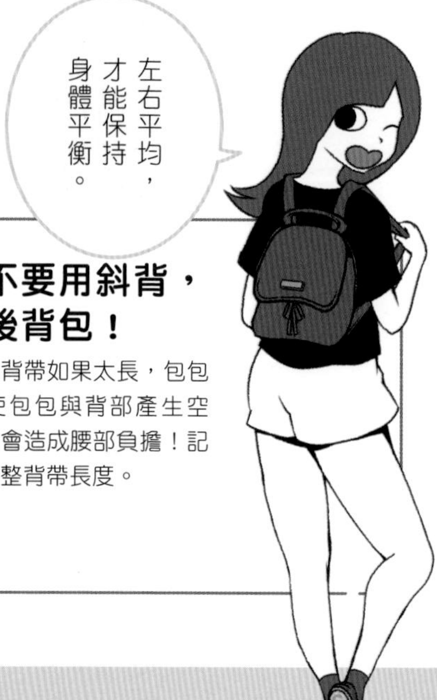
左右平均，才能保持身體平衡。

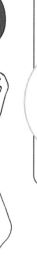

包包不要用斜背，改用後背包！

但後背包背帶如果太長，包包過低，使包包與背部產生空隙，反而會造成腰部負擔！記得好好調整背帶長度。

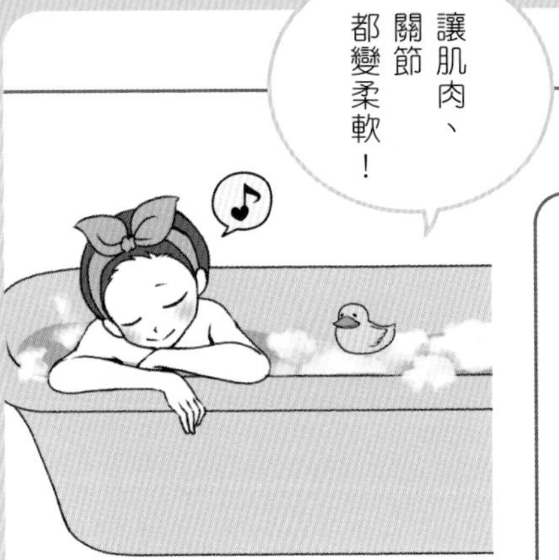
讓肌肉、關節都變柔軟！
♪

洗澡採泡澡方式！

泡澡的好處就是浮力效果，可以讓身體變輕，緊繃的肌肉、關節也都能放鬆，同時促進血液循環，改善浮腫！

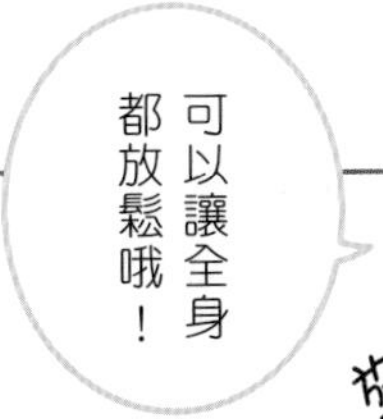
可以讓全身都放鬆哦！

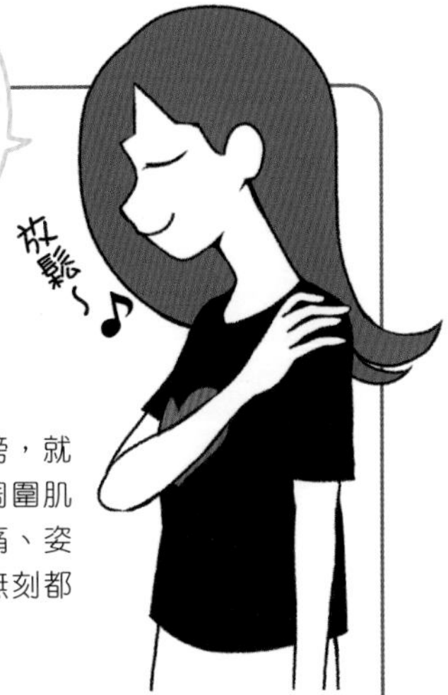
放鬆～♪

放鬆肩膀，不要聳肩！

要是一直聳著肩膀，就會過度操練頸部周圍肌肉，造成肩頸痠痛、姿勢不良。要無時無刻都記得放鬆肩膀。

使用智慧型手機、電腦後，記得眺望遠方！

這個動作可以連接到眼睛、肩膀、頸部的肌肉。長時間觀看近距離的事物會造成肩頸痠痛，要隨時提醒自己眺望遠方，保持平衡！

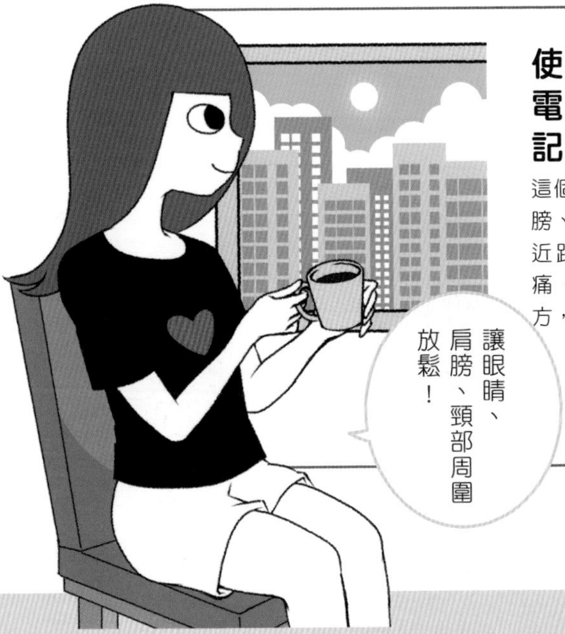
讓眼睛、肩膀、頸部周圍放鬆！

讓折腰的人

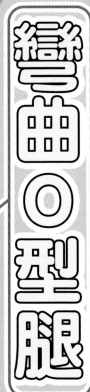

擺脫 彎曲O型腿

我自己也搞不清
我是內八字、還是O型腿。
但走在街上看到映照在櫥窗中的自己，
正面的姿態真的很讓人失望.
為什麼我的腳 都不筆直呢？
哎，骨頭就是 長成這樣了，
應該只能放棄 了吧？

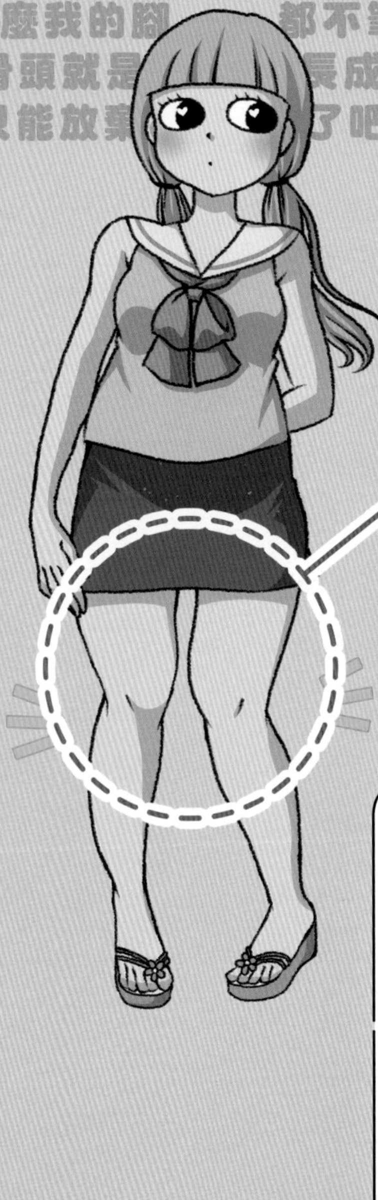

TARGET

臀大肌
（整個臀部）

臀中肌
（臀部上方側面）

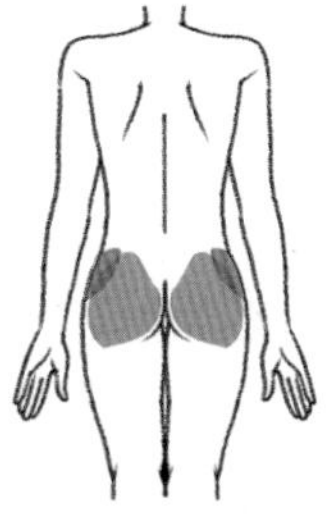

讓臀大肌動起來！

腰要是向後彎，身體為取得平衡，大腿就會向內側縮以支撐身體，如此一來大腿的骨骼會扭曲，導致膝蓋向內、小腿向外，變成彎曲O型腿。很多女性都有這個煩惱。

只要強化臀部肌肉，讓「臀大肌」和「臀中肌」記住外旋的動作，就能讓扭曲的骨骼、肌肉歸位，不但能矯正骨骼，也能讓雙腳的曲線變得筆直。

學會使用臀部肌肉，就能改善內八字，打造筆直雙腿！

內八字卻O型腿，只要能矯正這頑強的肌肉，就能改變此一腿型。
大腿向內側縮
膝蓋向內
小腿肌肉向外擴張
靠鍛鍊健身讓腳養成向外活動的習慣！
也適合X型腿的人哦！

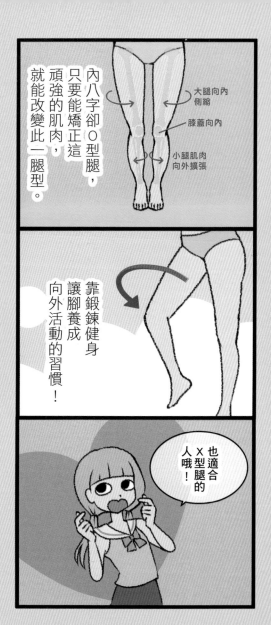

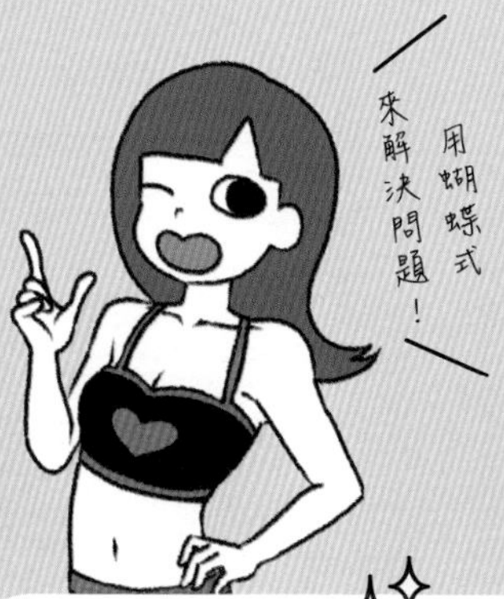
用蝴蝶式來解決問題！

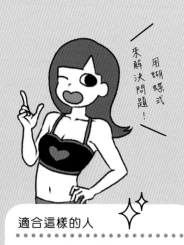

適合這樣的人

○內八字卻O型腿

○坐下時常常用少女座姿

○鞋子內側磨損較嚴重

蝴蝶式

TARGET：臀大肌

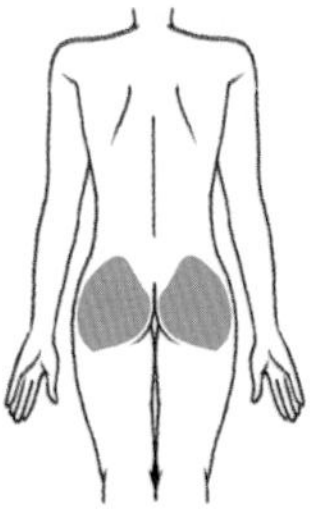

讓扭曲的雙腳歸位！

〔目標次數〕
10次×**3**組
〔間隔〕
1分鐘

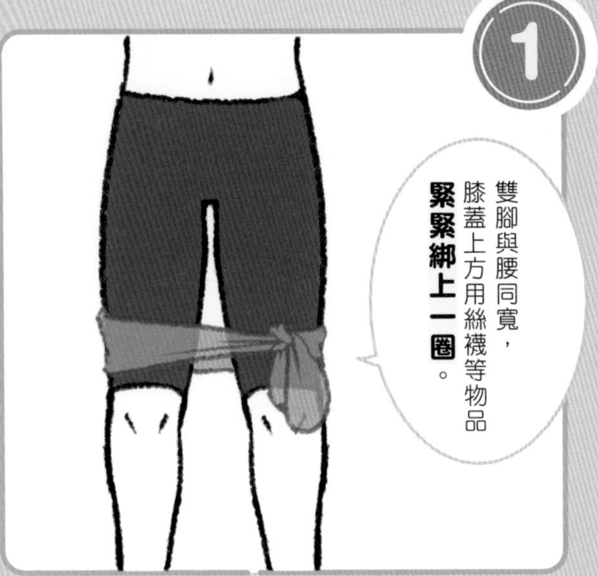
1
雙腳與腰同寬，
膝蓋上方用絲襪等物品
緊緊綁上一圈。

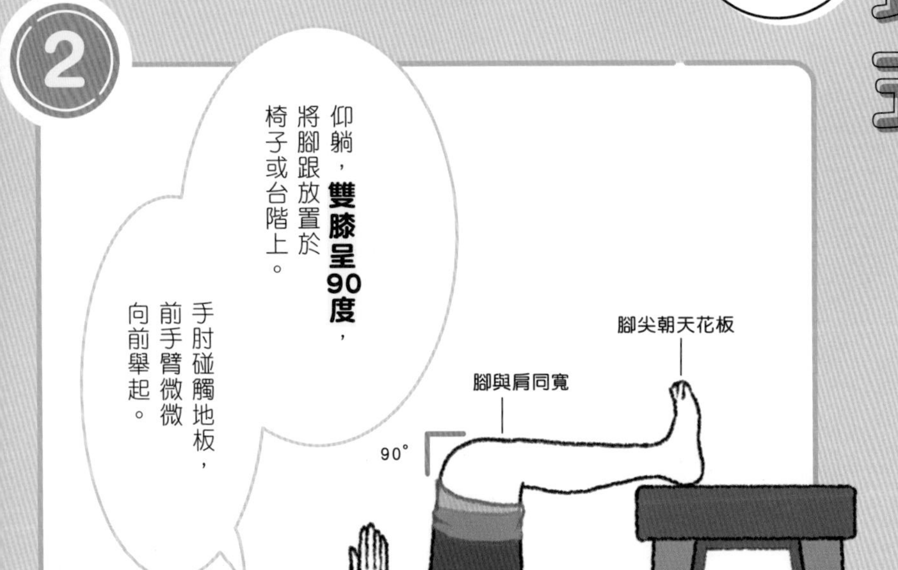
2
仰躺，**雙膝呈90度**，
將腳跟放置於
椅子或台階上。
手肘碰觸地板，
前手臂微微
向前舉起。
腳尖朝天花板
腳與肩同寬
90°

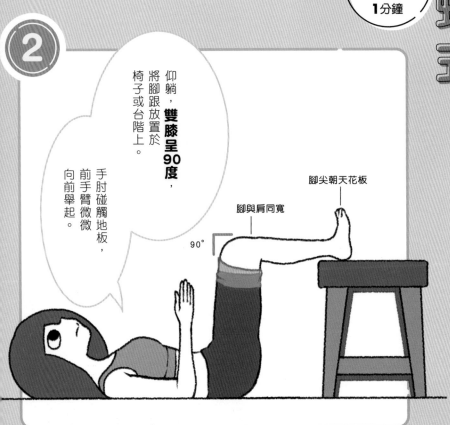

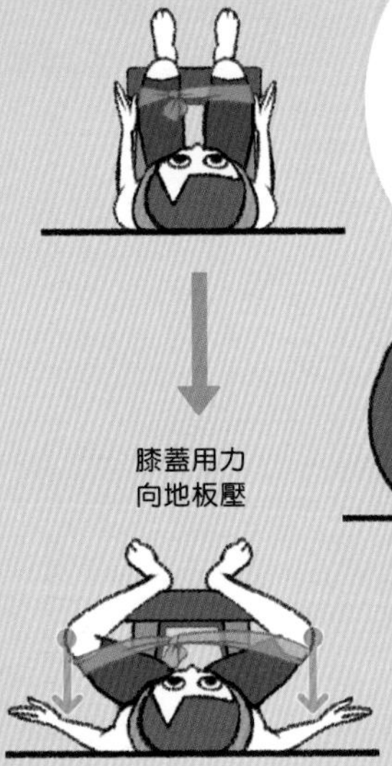

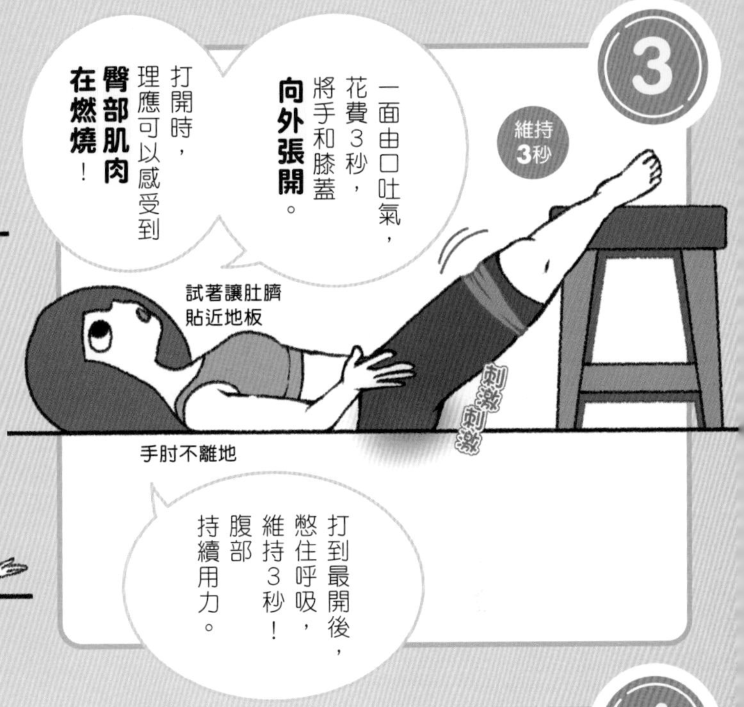

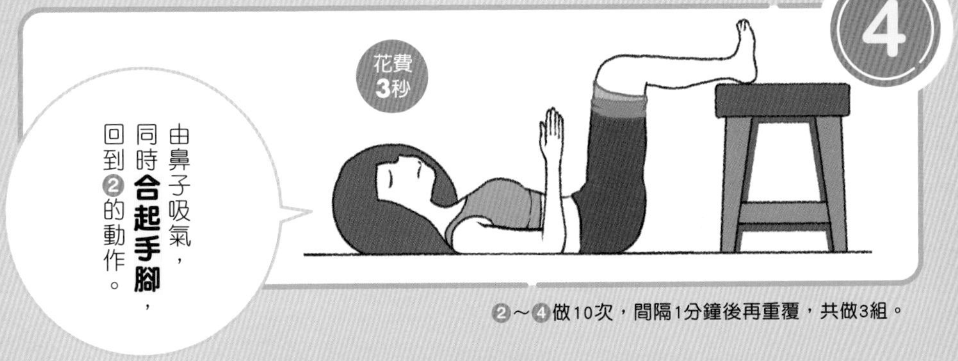
4
花費
3秒
由鼻子吸氣，同時**合起手腳**，回到❷的動作。

❷～❹做10次，間隔1分鐘後再重覆，共做3組。

深蹲是利用蹲下的動作來鍛鍊臀部，蝴蝶式則是藉由雙腳向外開的外旋動作來鍛鍊臀部。即便是相同的肌肉，不同的動作能賦予不同的刺激，讓肌肉的活動更活絡。

重點在於❸要確實張開雙腳。張開時，兩膝蓋要用力向地板方向下壓，此時可以感受到臀部外側的肌肉正在燃燒！

一旦抓到訣竅，臀大肌就能越來越活絡！髖關節也可伸展，是項很舒服的鍛鍊。此外，❸時雙手一起向外打開，是為了消除背部的緊繃感，也能改善圓肩哦！

Butterfly

Q&A

更有效的小技巧

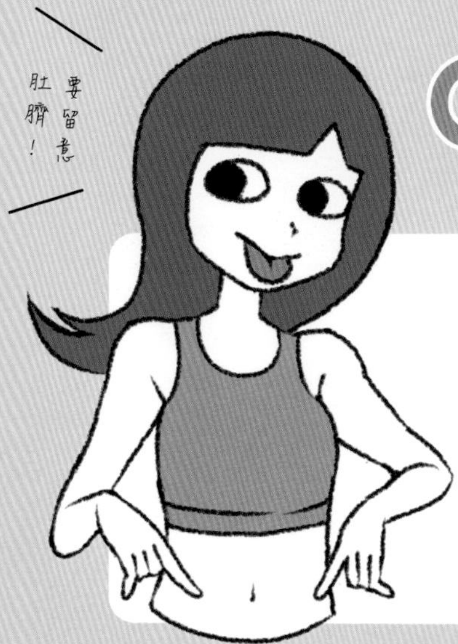

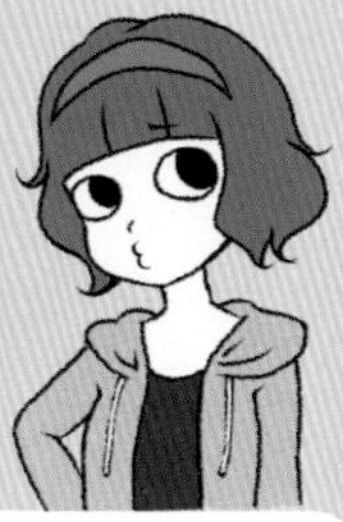

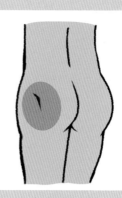

Q 膝蓋向外打開時，為什麼腰會痛呢？

腹部也要用力！

只專注在打開雙腳，腹部卻忘了用力，腰部就會向後彎。只要注意**讓肚臍貼近地板，腹部就會用力**，腰部不向後彎，就也不會疼痛了！

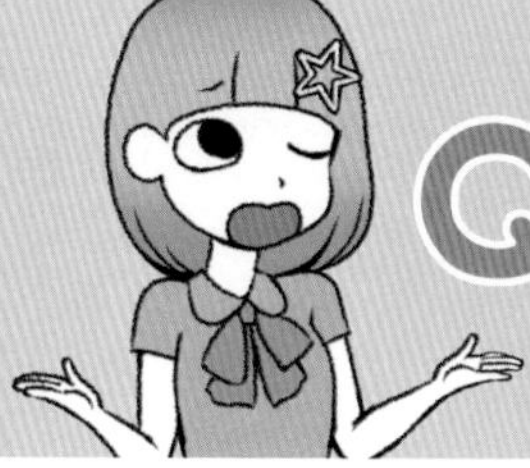

Q 沒什麼痠痛的感覺，做這個真的有意義嗎？

只要稍微運用到臀部肌肉就OK！

這個動作鍛鍊的是右圖中的**臀部側邊**，試著讓膝蓋碰地，用力地打開。只要**有一點「好像有刺激到」**的感覺，就沒問題了！重點是要學會膝蓋向外開的動作。

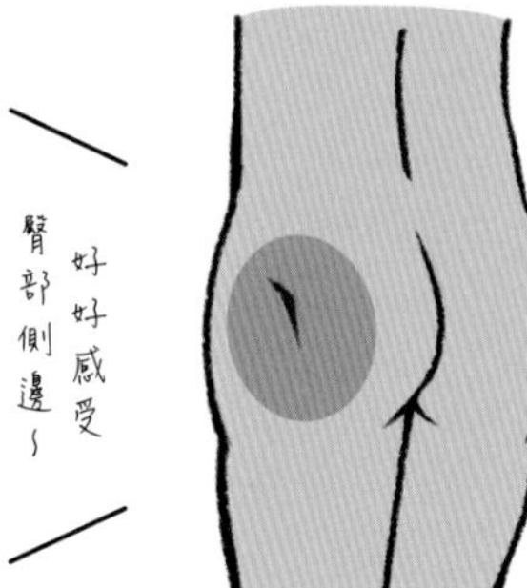

\ 也能這樣做！/

挑戰！站立型蝴蝶式

1

雙腳與肩同寬，
膝蓋上方用絲襪等綁上一圈。
腳尖面向正前方，稍微向前蹲，
膝蓋稍稍向內彎。

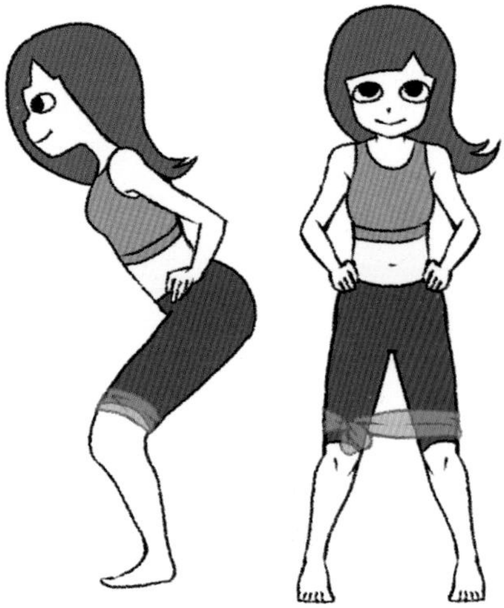

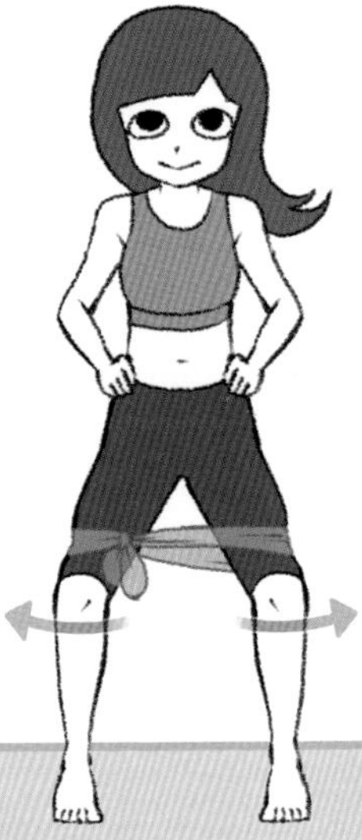

2

腳尖、腳跟皆不離地，
漸漸分開雙膝，把**膝蓋向外擴張**。
這個動作鍛鍊的肌肉和蝴蝶式相同，
但因重力的關係，
更能感受到臀部肌肉正在燃燒。

❶❷做10次，間隔1分鐘後再重覆，共做3組。

推薦♥
超便利的鍛鍊小道具！

阻力帶

阻力帶通常成套販售，一套就有各種不同強度的阻力帶。網路上大概只要1000日幣左右就能買到，非常萬用！想要加強臀部鍛鍊的人，可以用阻力帶取代絲襪。

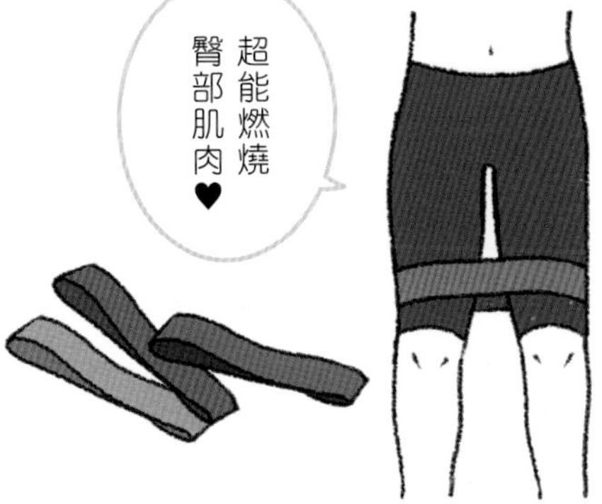

效果加倍UP！
+α鍛鍊

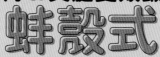

普通但超有效！美臀&美腿雙效鍛鍊
蚌殼式

〔目標次數〕單邊各**20**次×**3**組
〔間隔〕**1**分鐘

TARGET：臀中肌

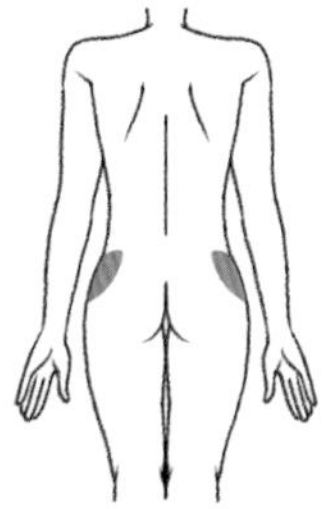

1

側躺，兩腳併攏，
雙膝、兩腳腳跟都緊密貼合，
膝蓋與腳踝都稍微彎曲。

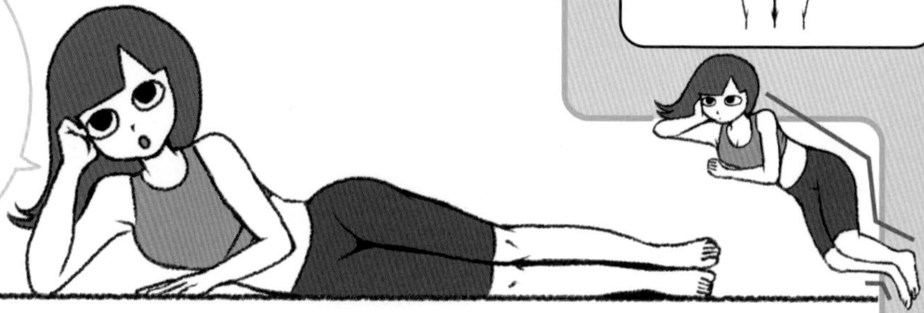
注意臀部
不要向後倒！

2

兩腳腳跟持續貼合，
花費4秒緩緩抬起
上方的膝蓋。

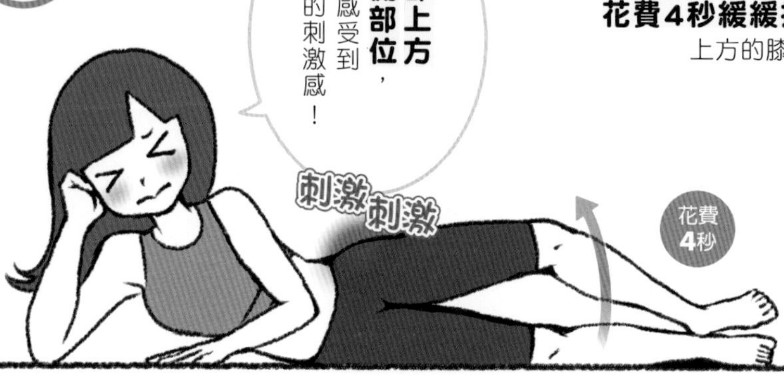
臀部上方
外側部位，
可以感受到
燃燒的刺激感！
刺激刺激
花費
4秒

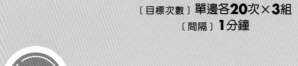

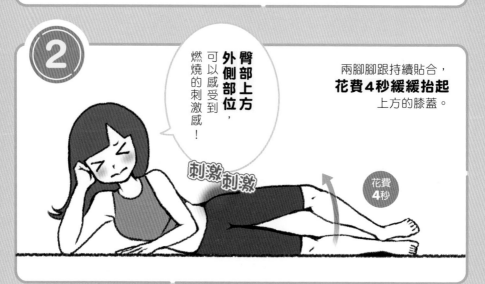

Clamshell

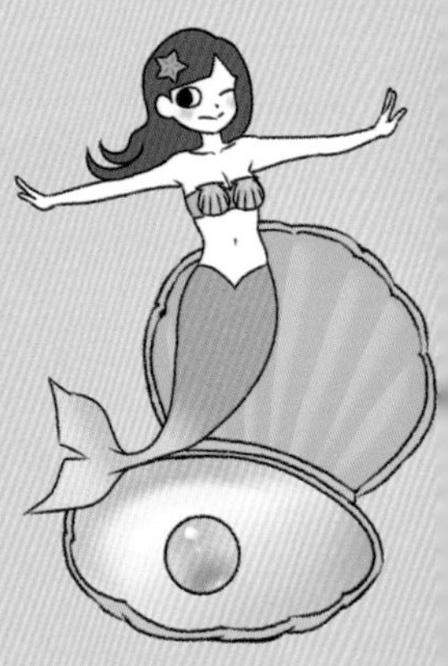

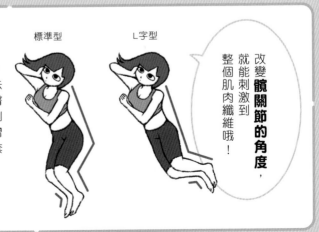

蚌殼也就是「貝類」，
這個動作就像是貝殼在一開一合一樣♡
想要確實鍛鍊臀中肌，就要好好遵守❶的彎曲度，
再紮實地將膝蓋打開，這樣理應能感受到臀部上方外側燃燒的感覺。
憑著衝勁開合是沒有效果的，要仔細且緩慢地執行。

3

花費4秒，緩緩回到原本的姿勢，
膝蓋一旦碰到膝蓋，就馬上再向上抬起。

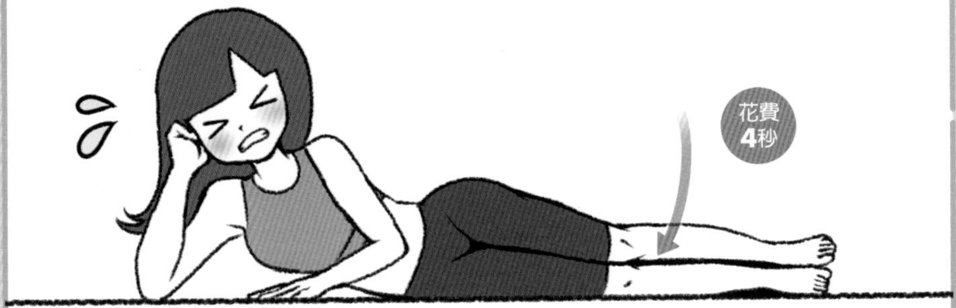
花費
4秒

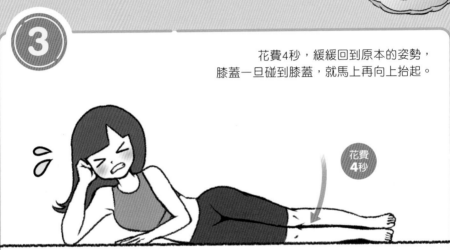

❷❸做20次，間隔1分鐘後再重覆，共做3組。另一邊也相同。

也能這樣做！

維持膝蓋和腳踝的角度，髖關節伸展呈L字型再去執行動作，這樣可以對臀中肌施予不同方向的刺激，能有效鍛鍊肌肉。習慣後，可以在膝蓋上方套上阻力帶，加重強度！

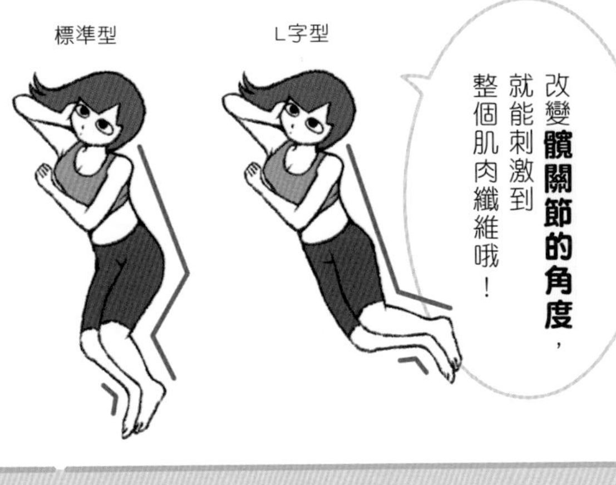
標準型
L字型
改變**髖關節的角度**，就能刺激到整個肌肉纖維哦！

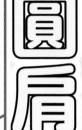

讓手機不離手的人
擺脫圓肩

之前電視上說，
使用智慧型手機時，
要拿至與臉同高，姿勢才好，
但現實上這種姿勢是不可能的吧？
是有聽過長時間使用手機
會造成肩頸痠痛或臉部肌肉問題，
但沒聽過會讓肩膀　　　變寬啊……。

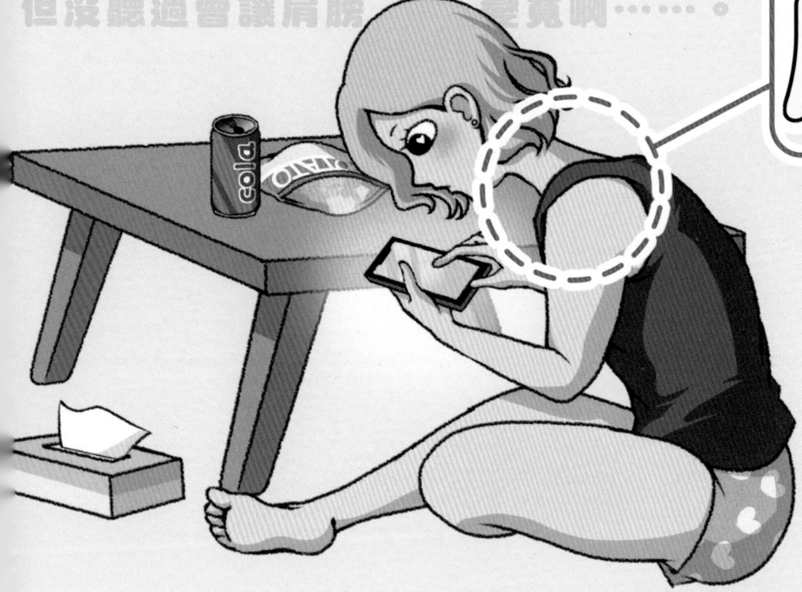

TARGET

上臂二頭肌
（用力時隆起部位）

上臂三頭肌
（上臂）

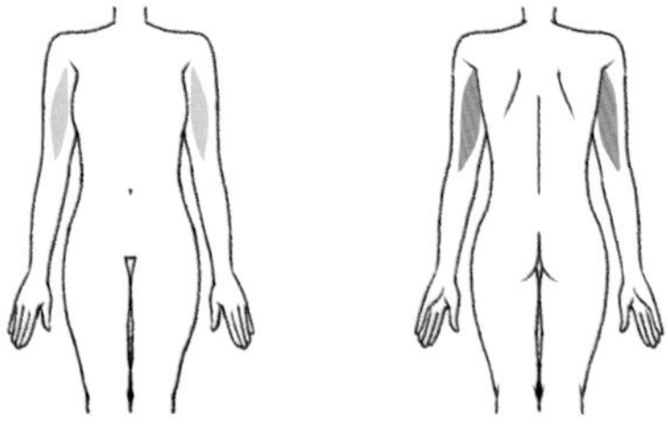

上臂的肌肉是關鍵！

使用智慧型手機時，幾乎所有人的背部上側都是拱起彎曲，呈駝背姿勢。脊椎一彎曲，肋骨也會跟著彎曲，而肋骨上方的肩胛骨就會彼此分離，讓肩膀呈向內捲曲的狀態。

要解決這樣的肩膀，其實最大的關鍵就在手臂的肌肉。會把肩膀向前拉的是「上臂二頭肌」，把肩膀往後拉的則是「上臂三頭肌」。

只要讓上臂二頭肌放鬆，同時鍛鍊上臂三頭肌，肩膀周圍就能看起來清爽俐落不過厚，上臂也會緊實有線條哦！

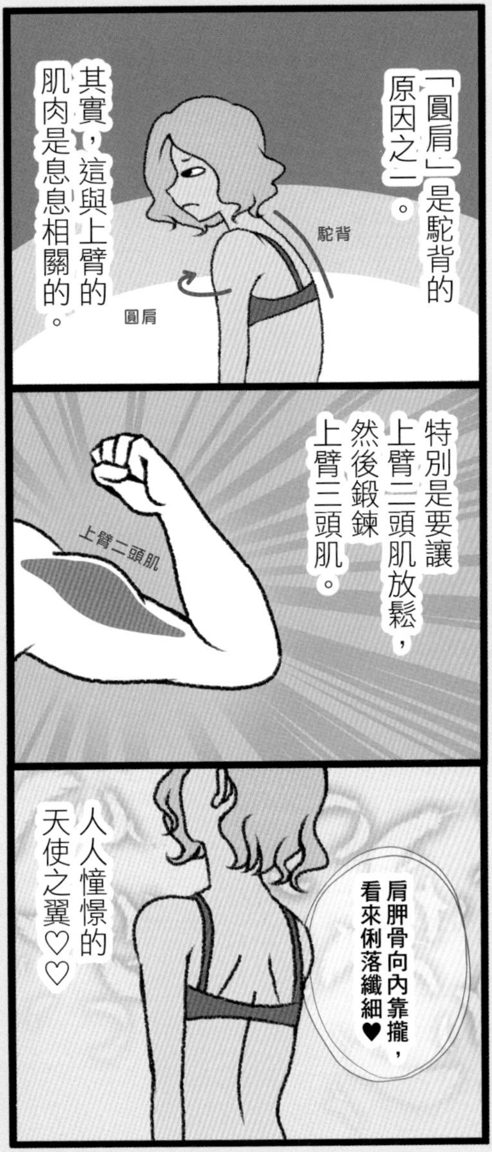

「圓肩」是駝背的原因之一。
其實，這與上臂的肌肉是息息相關的。
駝背
圓肩
特別是要讓上臂二頭肌放鬆，
然後鍛鍊上臂三頭肌。
上臂二頭肌
肩胛骨向內靠攏，看來俐落纖細♥
人人憧憬的天使之翼♡♡

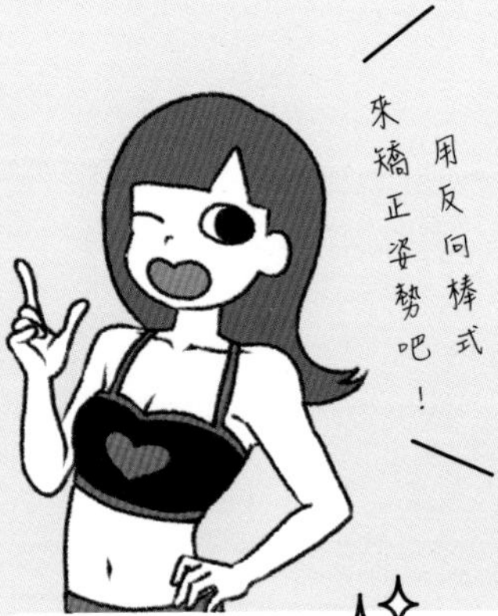

用反向棒式來矯正姿勢吧！

適合這樣的人

○時常使用智慧型手機、電腦

○臉總是向前傾

○因肩頸痠痛、僵硬煩惱不已

反向棒式

改善駝背★打造纖細的肩頸線條

TARGET：上臂二頭肌·上臂三頭肌

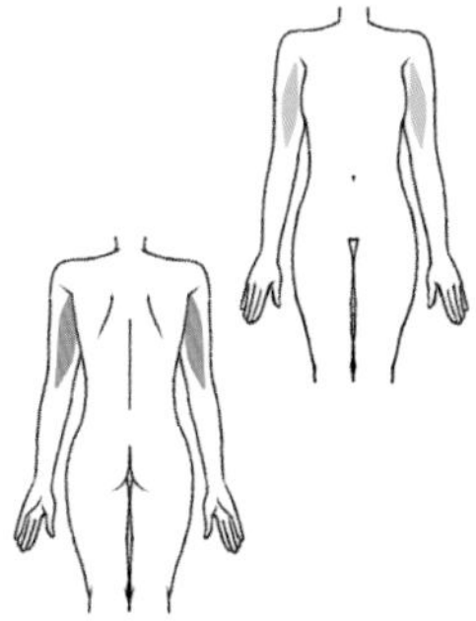

〔目標次數〕

20秒×1組

1
坐在地上，兩手放在離肩膀稍後的地上～
手腕易痛的人可在手下方墊毛巾，增加高度。
雙手寬度略窄與雙肩
腳與腰同寬
指尖與腳尖朝向同方向

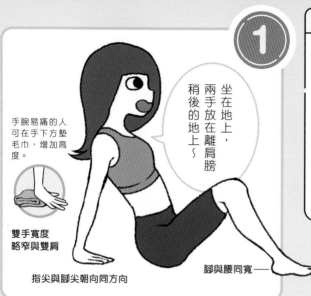

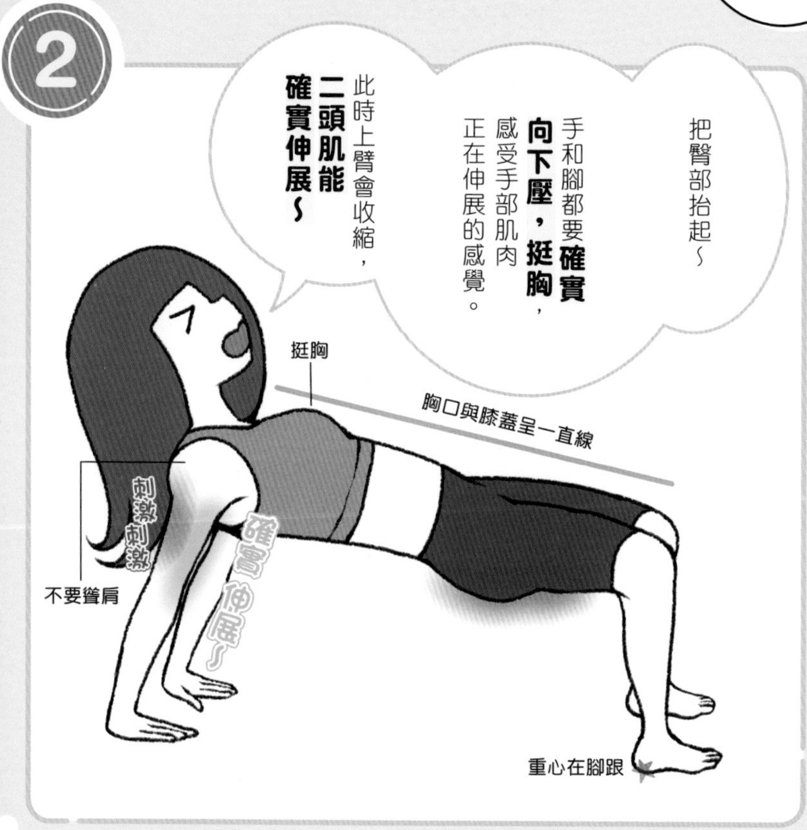
2
把臀部抬起～
手和腳都要確實向下壓，挺胸，感受手部肌肉正在伸展的感覺。
此時上臂會收縮，二頭肌能確實伸展～
挺胸
胸口與膝蓋呈一直線
刺激刺激
確實伸展～
不要聳肩
重心在腳跟

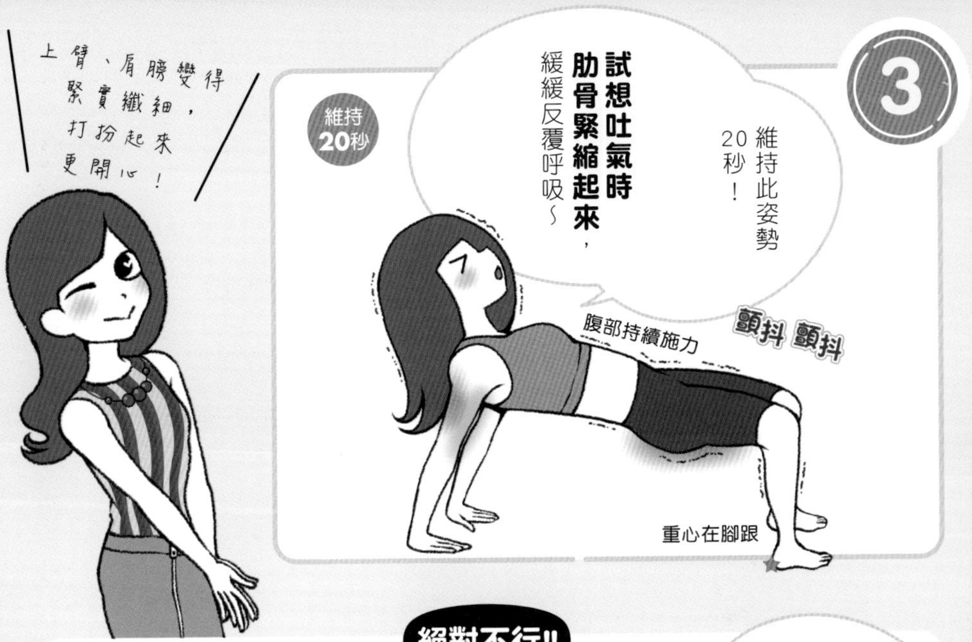

3
上臂、肩膀變得緊實纖細，打扮起來更開心！
維持20秒
維持此姿勢20秒！
試想吐氣時肋骨緊縮起來，緩緩反覆呼吸～
腹部持續施力
顫抖 顫抖
重心在腳跟

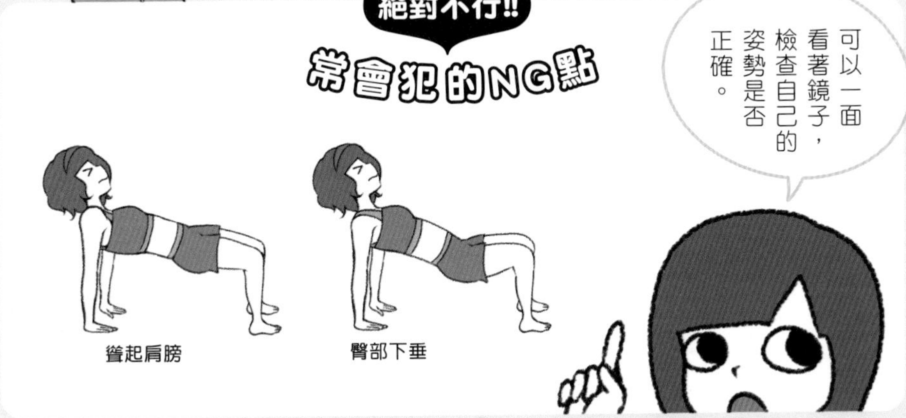

絕對不行!!
常會犯的NG點
可以一面看著鏡子，檢查自己的姿勢是否正確。
聳起肩膀
臀部下垂

鍛鍊位於上臂的上臂三頭肌、並伸展用力時會隆起的上臂二頭肌……這個動作可以同時達到2個效果。

❸剛開始時會強烈感到上臂二頭肌在伸展，數秒後便會感受到上臂三頭肌開始燃燒。上臂開始施力、變硬表示做得正確無誤。

同時腹部用力、重心放在腳跟，就不會讓大腿前側等其他不必要的部位施力，可以確實刺激上臂三頭肌。這個動作不但可以改善肩頸痠痛，也能伸展胸部，做來很舒服。先進行基本的姿勢矯正項目，讓背部可以靈活拱起之後，再來執行此作動效果更佳！

Q&A

更有效的小技巧

Q 怎麼感覺只有伸展到手肘以下的前臂？

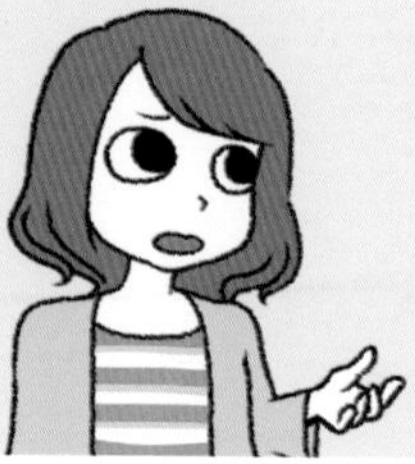

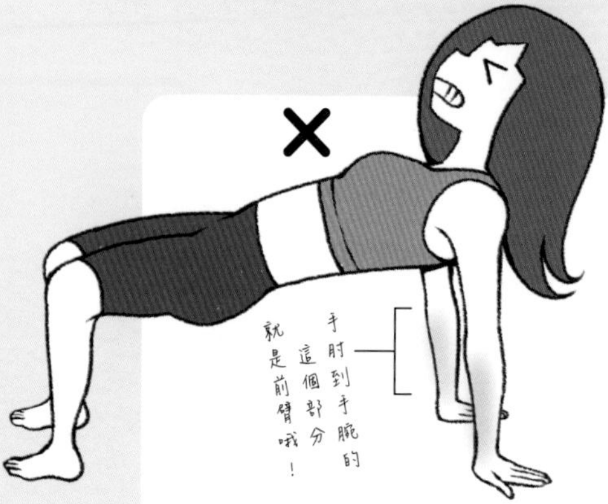
×
手肘到手腕的
這個部分
就是前臂哦！

注意手的位置與方向！

若把手放在肩膀正下方，就會變成伸展前臂，重點的上臂二頭肌則鍛鍊不到了！記得要把手放在**距離肩膀稍微後面一點**的地方，指尖與腳尖的方向要一致。

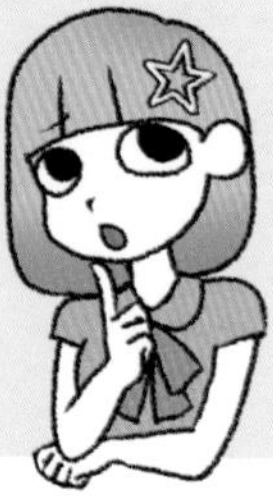

Q 太痠痛了，撐不了20秒！

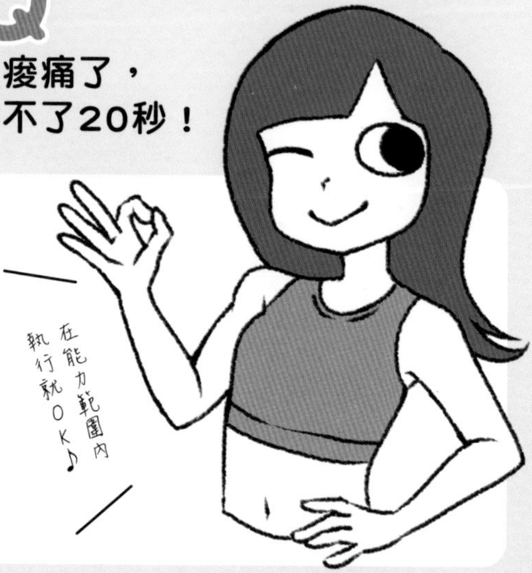
在能力範圍內
執行就OK♪

縮短時間也OK！

勉強去執行，只會**讓肩膀越聳越高、臀部往下垂**，達不到效果。一開始先維持**10秒也沒問題**，能以正確的姿勢維持才是重點。

小知識

圓肩會讓背影變得陰沉沒精神！

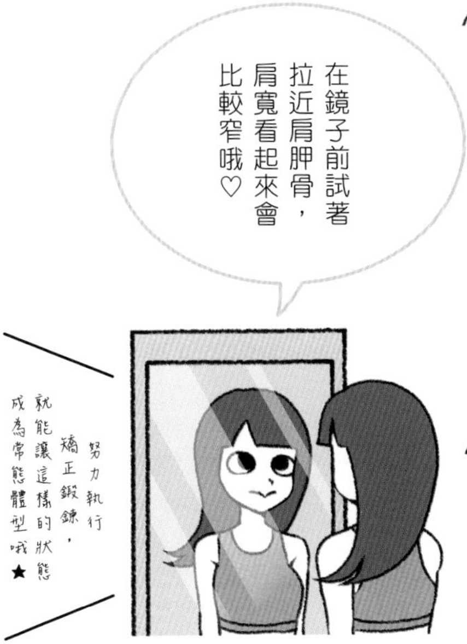
在鏡子前試著拉近肩胛骨，肩寬看起來會比較窄哦♡
努力執行
矯正鍛鍊，
就能讓這樣的狀態
成為常態體型哦★

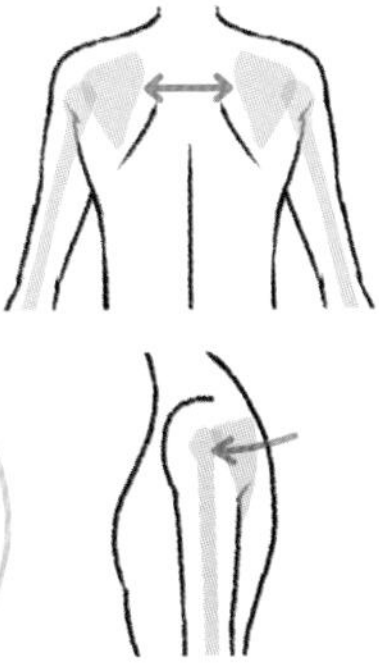

圓肩的話……

上臂二頭肌發達，會把肩膀往前拉，形成向前彎的肩膀。如此一來兩片肩胛骨會越離越開，讓肩寬看來變寬！當背部上側整個拱起彎曲，背影看來很沒精神……。

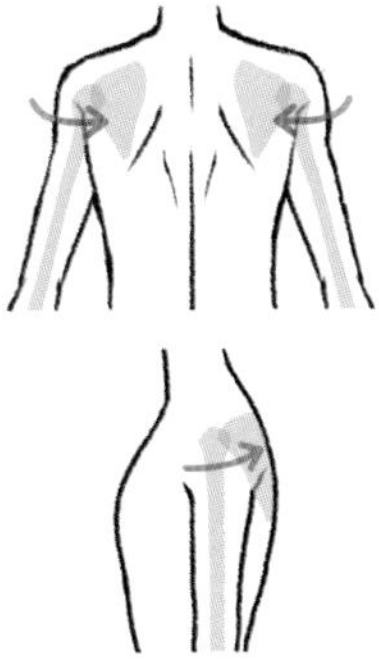

要怎麼解決……

讓上臂二頭肌放鬆，減緩前拉的力道，再鍛鍊上臂三頭肌，讓肩膀回到後方位置，改善駝背的狀態！肩胛骨也會靠近，讓肩寬看來變窄。

反向棒式 要等背部可以靈活活動後再開始

即便運用反向棒式矯正了肩胛骨，但基底的肋骨還是一樣呈擴張狀態則沒有意義。要先鍛鍊基本的矯正項目，讓肋骨回到原本正確的位置，再來進行此鍛鍊才最有效！

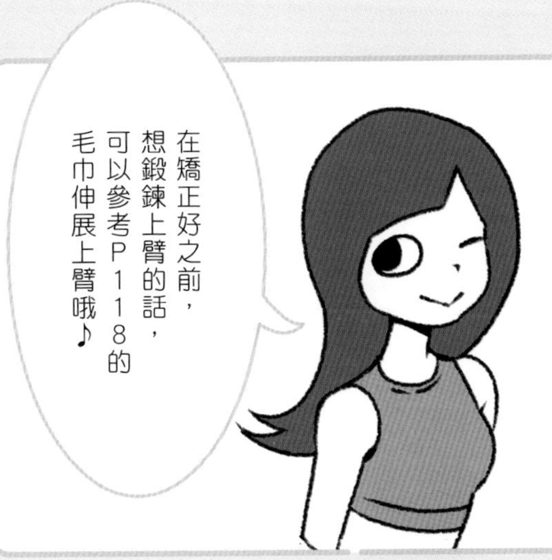
在矯正好之前，
想鍛鍊上臂的話，
可以參考P118的
毛巾伸展上臂哦♪

讓蹲下時腳跟無法貼地的人
擺脫 大象腳踝

還只能小聲說，
外出時遇到蹲式馬桶，真的太痛苦了。
嗯～平常除了蹲馬桶外不太需要蹲下，
也算不上什麼大煩惱。
腳踝也有分僵硬、柔軟啊！
但要怎樣才能讓腳踝變柔軟呢？

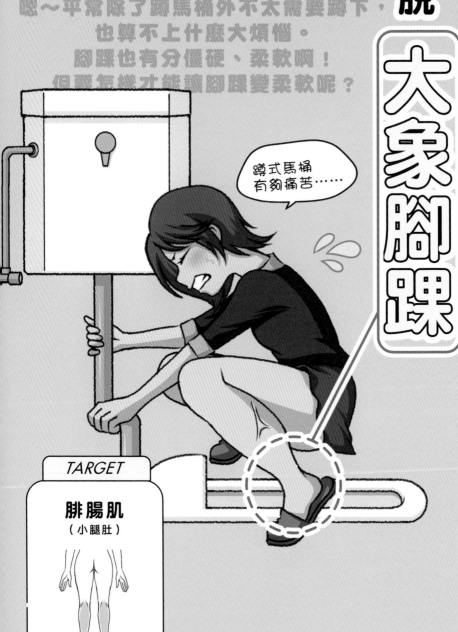

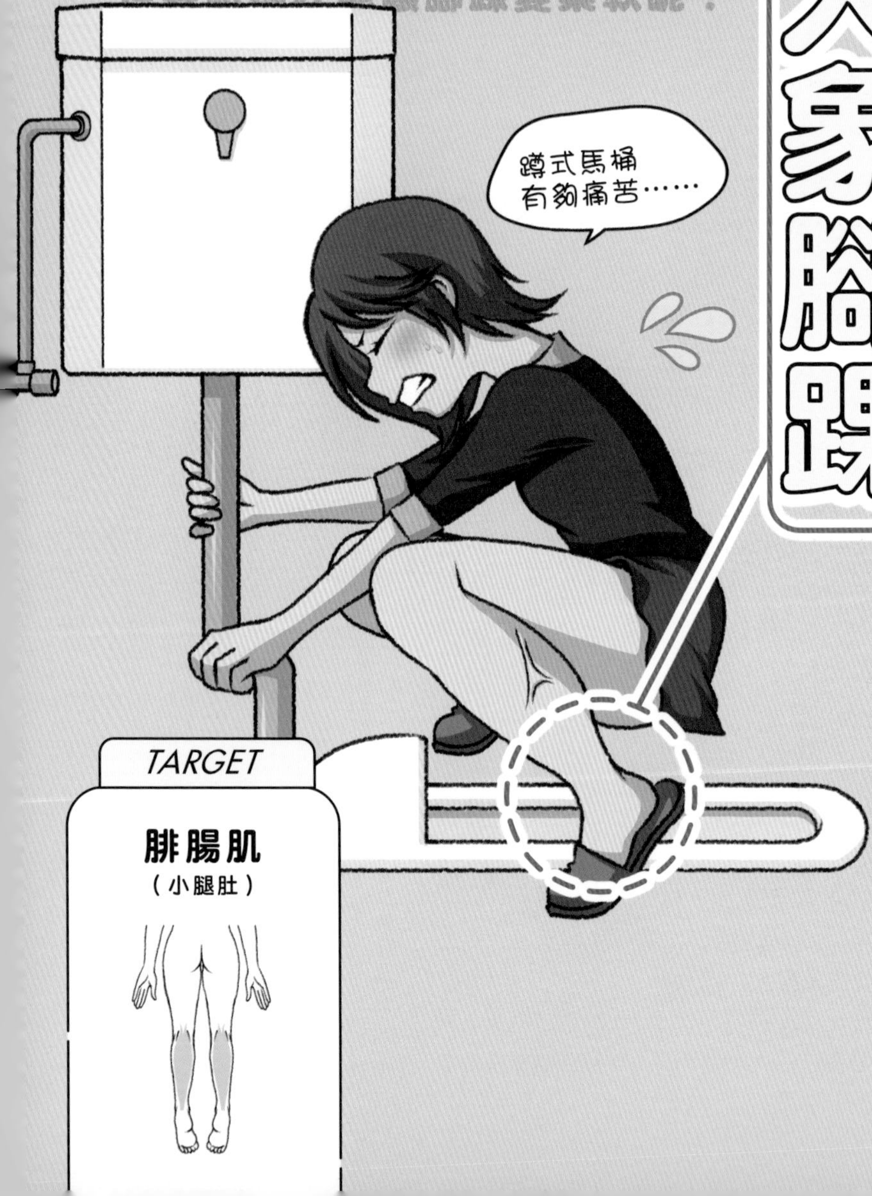
蹲式馬桶
有夠痛苦……
TARGET
腓腸肌
（小腿肚）

小腿肚很重要！

　　蹲下時腳跟若無法貼地，就表示你的腳踝過於僵硬！腳踝無法靈活動作，就會造成肥壯的象腿。

　　蹲下這個動作和腳踝、膝蓋、髖關節3處息息相關，相信許多腳踝僵硬的人，應該大多有膝蓋痛的煩惱。

　　控制腳踝運動的肌肉是小腿肚的「腓腸肌」。只要讓這個肌肉變柔軟，腳跟就能貼地蹲下，腳踝也會變得苗條緊實，小腿也會更纖細！

髖關節、膝蓋、腳踝。
這3處能保持平衡、完美運作，
就是美腿的必備條件！
腳踝僵硬，
就會增加
膝蓋的負荷!!
為了打造線條優美的雙腿，腳踝的柔軟度是很重要的♪
苗條

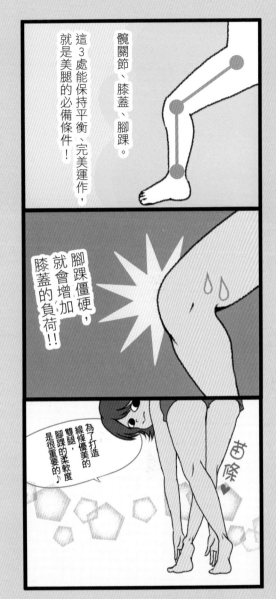

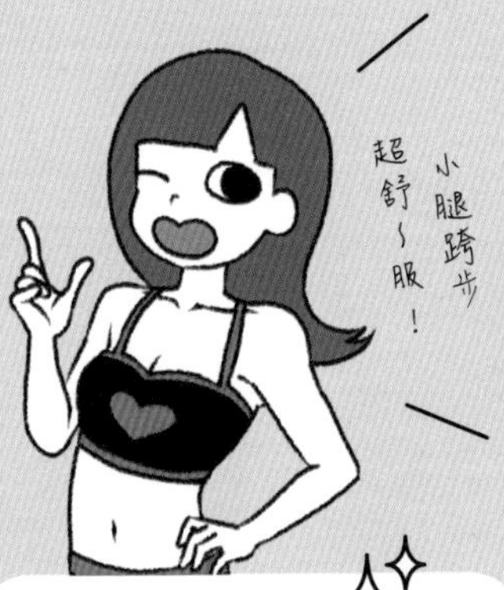
小腿跨步
超舒~服！

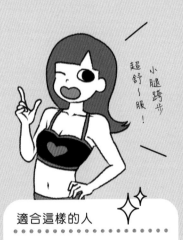

適合這樣的人

○蹲下時腳跟無法貼地

○站立身體向前彎時膝蓋後側會痛

○常常不小心絆倒、扭到腳

小腿跨步

伸展

讓腳踝柔軟靈活又纖細！

TARGET：腓腸肌

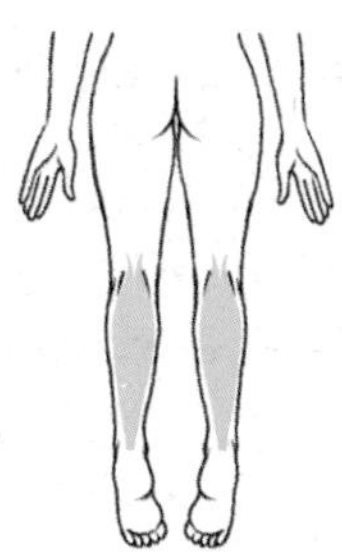

〔目標次數〕
單邊各30秒×1組

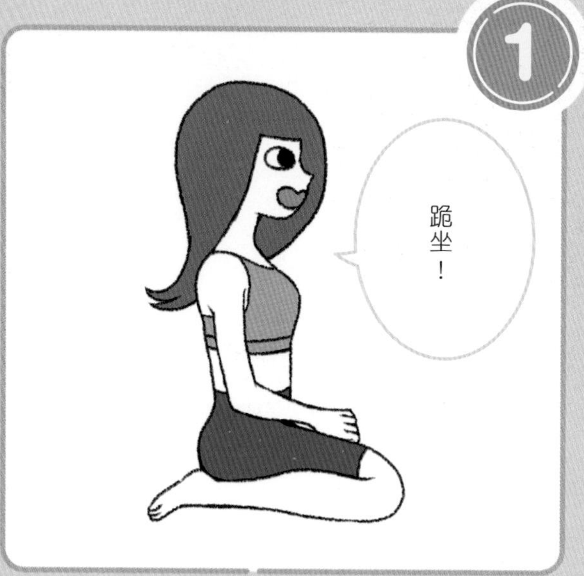
1
跪坐！

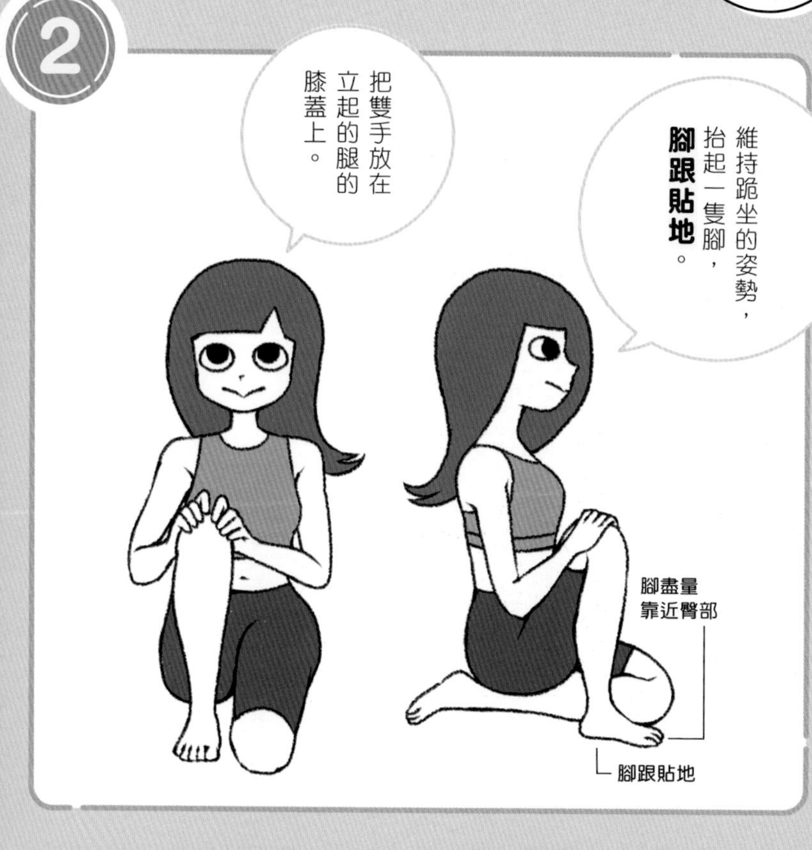
2
維持跪坐的姿勢，抬起一隻腳，**腳跟貼地**。
把雙手放在立起的腿的膝蓋上。
腳盡量靠近臀部
腳跟貼地

3
將整個體重壓上去！
腳跟不要離地，把**身體的重量**向立起的膝蓋倒去！
確實**感受阿基里斯腱到小腿肚附近都在伸展**，小腿前側則緊實收縮，仔細反覆呼吸，維持30秒。
抬起臀部也OK！
維持30秒
伸展～
若腳踝太僵硬，是無法形成這種銳利的角度！

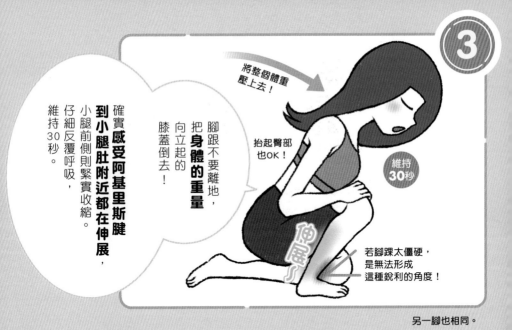

另一腳也相同。

從蘿蔔腿變身小鹿斑比腿！

結束一天的繁忙，每天晚上進行這個動作，可以讓腿部的浮腫消失！伸展的過程不但可矯正腿部問題，還能讓腫脹的蘿蔔腿變成緊實苗條的斑比腿哦！

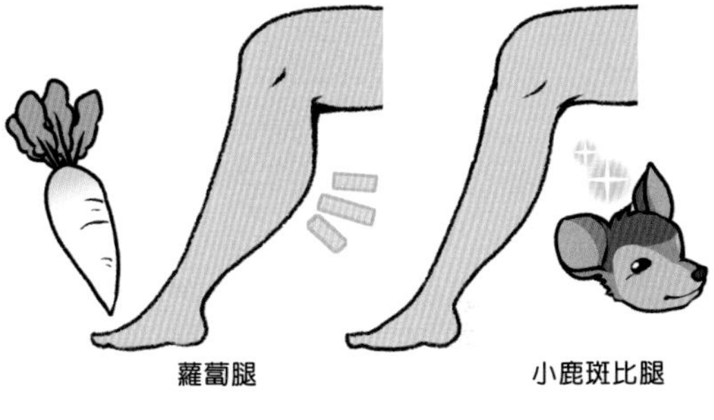
蘿蔔腿
小鹿斑比腿

伸展小腿肚的這個動作，同時也可以讓小腿前側收縮，前後都能改善，讓膝蓋以下的小腿擁有優美線條！重點在於③，要確實把體重壓在小腿上，感受伸展的感覺，肌肉會逐漸伸展開來。

腳踝僵硬的人做這個動作可能彎不太下去，但若每天持續執行，就會變得柔軟，我也會定期做這個動作來伸展小腿。

小腿肚又被稱為第二顆心臟，只要這個部位變得柔軟靈活，全身的血液循環都會變好，雙腿冰冷的問題也能改善！同時也可以預防扭傷哦！

Q&A 更有效的小技巧

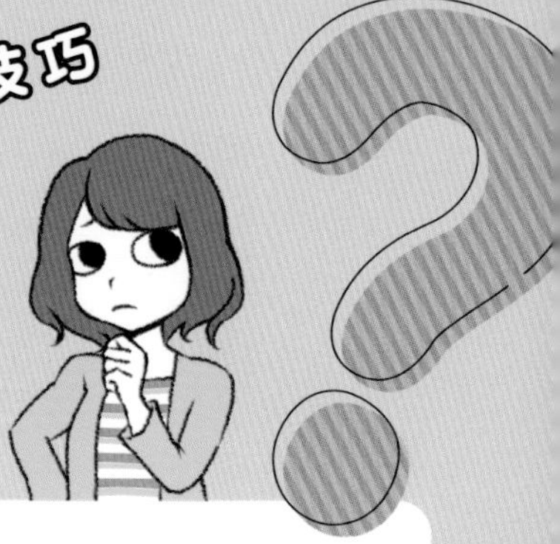

Q 膝蓋完全無法向前倒……為什麼會這樣？

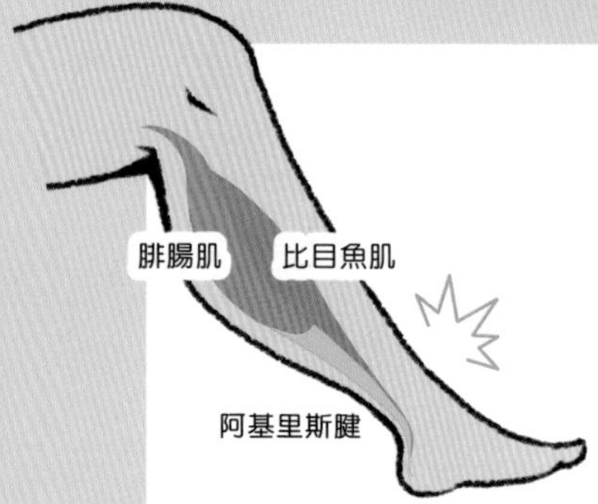
腓腸肌
比目魚肌
阿基里斯腱

這就代表了腳踝僵硬！

只要確實伸展小腿肚的肌肉纖維，腳踝就會逐漸柔軟起來。可以試著**抬起臀部協助體重加壓**，或是**讓腳的位置更接近臀部**，努力專注於小腿肚的伸展。

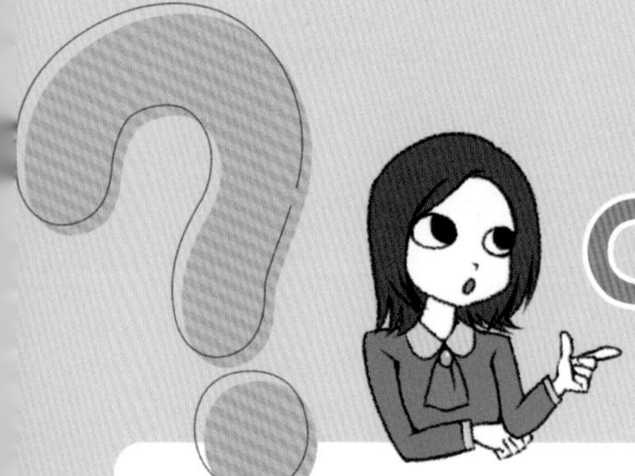

Q 要在什麼時侯做這個伸展動作才好呢？

建議洗完澡後進行

洗完澡血液循環佳，此時執行，效果特別好！其他像是出門後回到家時，做這個動作就能消除腿部的疲勞，或是**健身後做為伸展運動**來恢復肌肉也很適合★

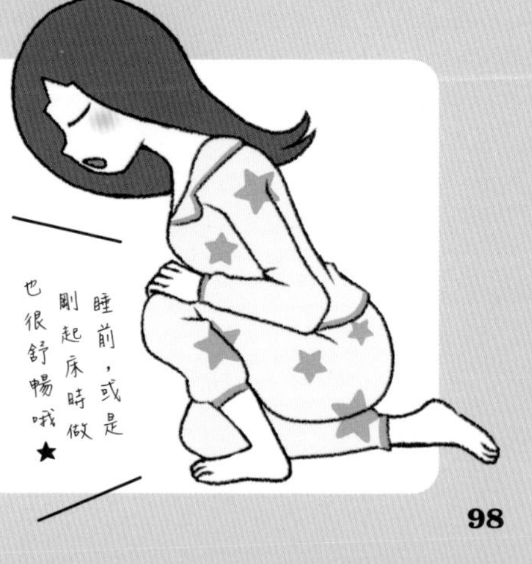
睡前，或是
剛起床時做
也很舒暢哦★

小知識

腳踝僵硬的人難以「背屈」

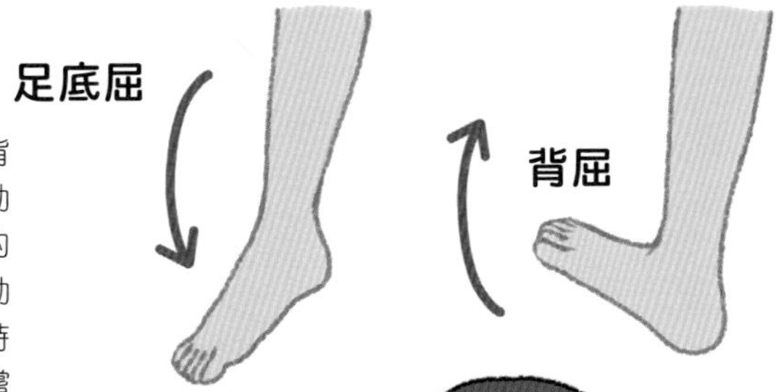

足底屈
背屈

把腳尖向小腿前側彎，叫做「背屈」，把腳尖遠離小腿前側的動作叫做「足底屈」。腳踝僵硬的人很難做到背屈，在小腿跨步動作中膝蓋也難以向下倒，蹲下時腳跟也無法貼地。建議可以嘗試P112的背屈毛巾伸展操來鍛鍊。

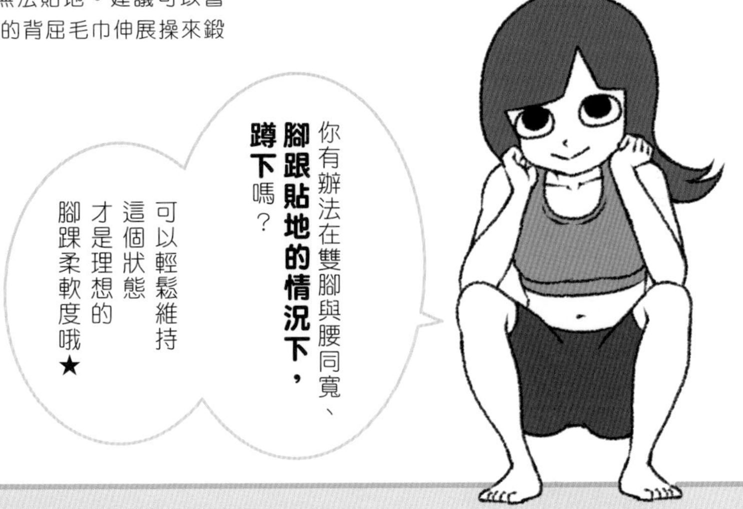

你有辦法在雙腳與腰同寬、**腳跟貼地的情況下，蹲下**嗎？
可以輕鬆維持這個狀態才是理想的腳踝柔軟度哦★

你喝的水量充足嗎？

肌肉僵硬的人都有一個共通點，那就是「水分攝取不足」。人體有60％以上都是水，肌肉內也富含了水分。想讓肌肉變得柔軟不僵硬，就要好好攝取水分！

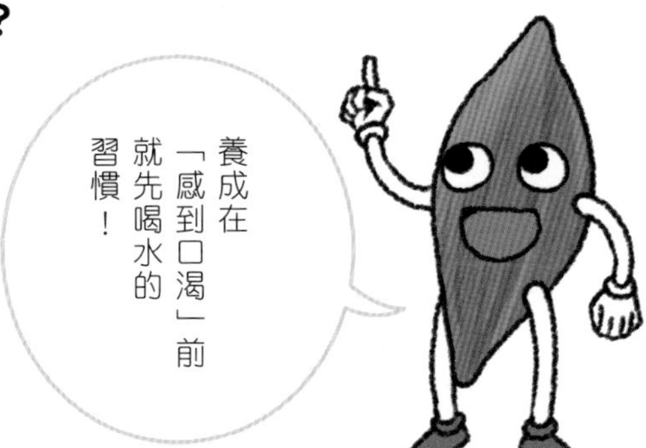

養成在「感到口渴」前就先喝水的習慣！

Column

姿勢不良晚上就會睡不好！

淺眠、難以入睡、睡了還是一樣疲累……你的睡眠品質是不是越來越差？自律神經是影響睡眠的一大主因。一般而言，**白天時，身體由負責活動、興奮狀態的交感神經來主導**；到了**晚上，則由負責放鬆、修復的副交感神經主導**。若這樣的節奏遭到破壞，到了晚上身體還是無法切換為放鬆模式，睡眠的品質就會下降。

其實呼吸與自律神津息息相關，**吸氣時交感神經運作、吐氣時則是副交感神經運作**。然而，若姿勢不良造成肋骨僵硬，總是在吸氣而沒有好好吐氣，交感神經的運作就會不斷增強。

在本書中，有許多運動都會要求確實吐氣、或是做到一半時憋住氣，為的就是**要改善日常生活中「過度吸氣」的問題**。

矯正姿勢，擁有緊實的肋骨，就能打造確實呼吸的身體，睡眠的品質也會跟著改善！

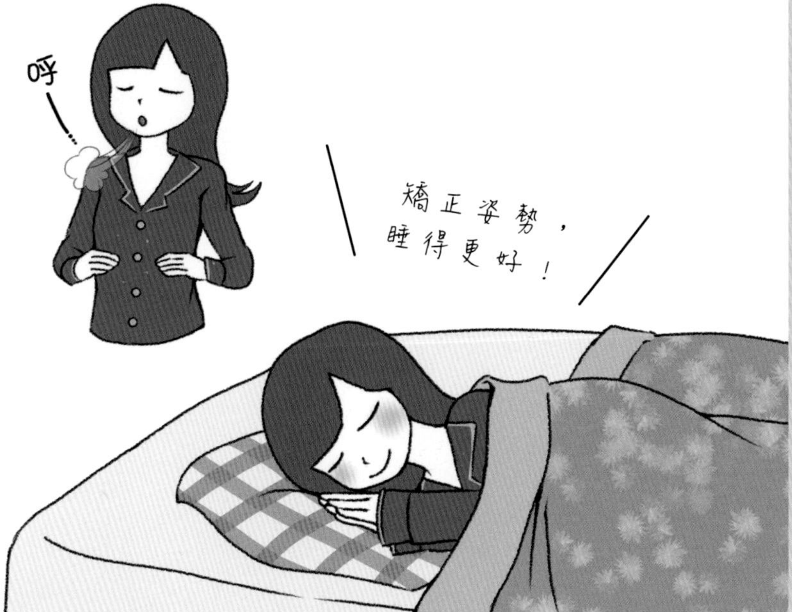

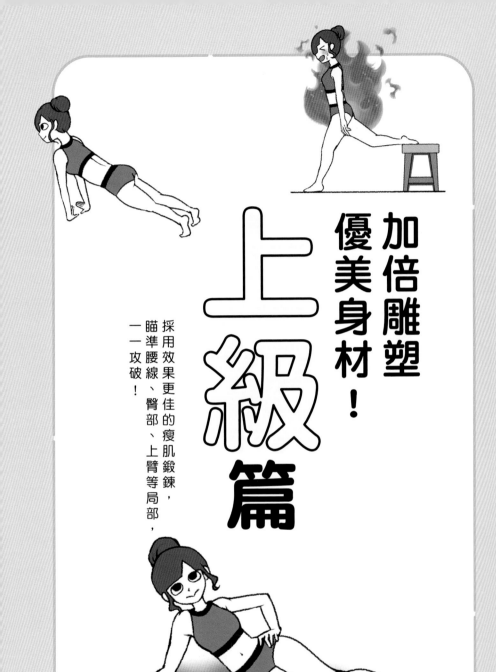

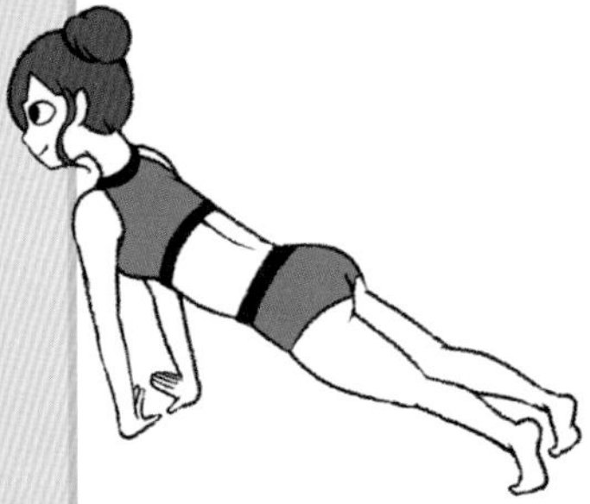

加倍雕塑
優美身材！

上級篇

採用效果更佳的瘦肌鍛鍊，
瞄準腰線、臀部、上臂等局部，
一一攻破！

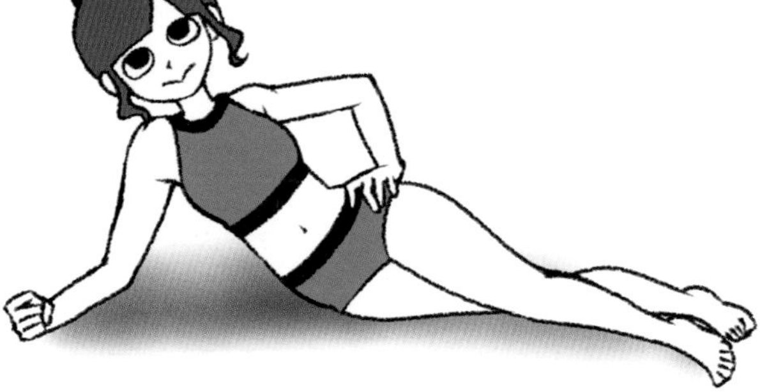

TARGET：腹斜肌（腰圍周邊）

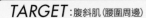

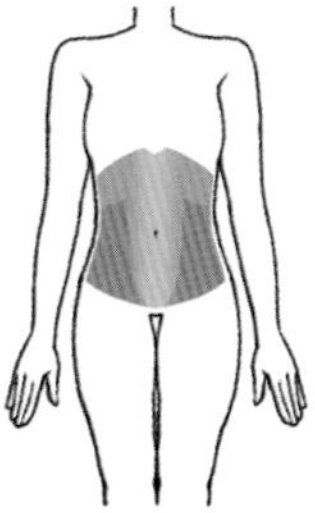

鎖定打造美妙腰線的腹斜肌！

側棒式

〔目標次數〕單邊各**15**次×**3**組 〔間隔〕**1**分鐘

1

側躺，右半身在下，右手手肘碰地。
左腳交差放於右腳上。

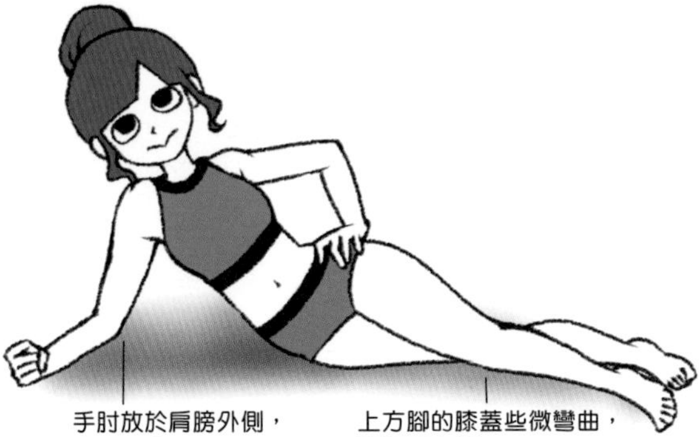
手肘放於肩膀外側，
非正下方
上方腳的膝蓋些微彎曲，
靠近下方腳

從上方看起來的樣子。
身體要呈一直線才對。

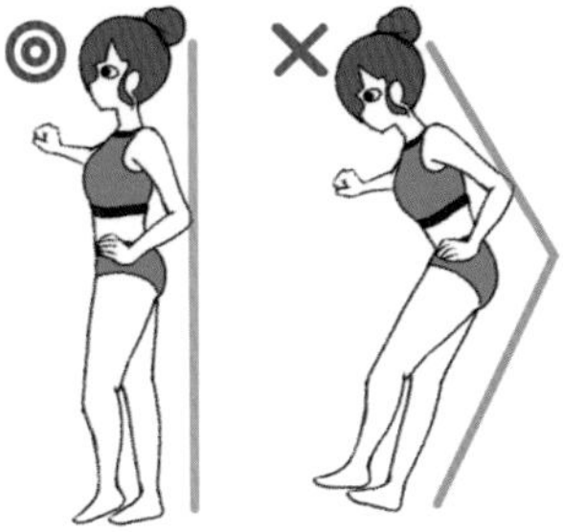
◎
×

2

右手手肘及右腳用力下壓，確實抬起臀部。
感受右側腹的肌肉正在燃燒，停在最高的位置，
憋住氣，維持2秒。

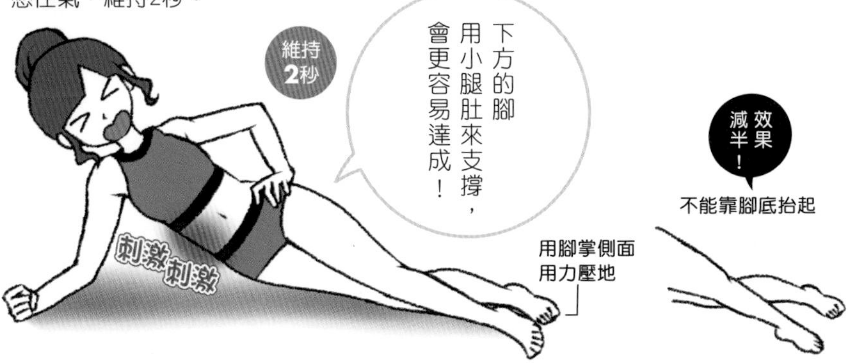
維持2秒
下方的腳用小腿肚來支撐，會更容易達成！
刺激刺激
用腳掌側面用力壓地
效果減半！
不能靠腳底抬起

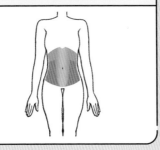

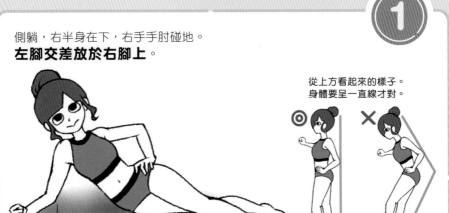

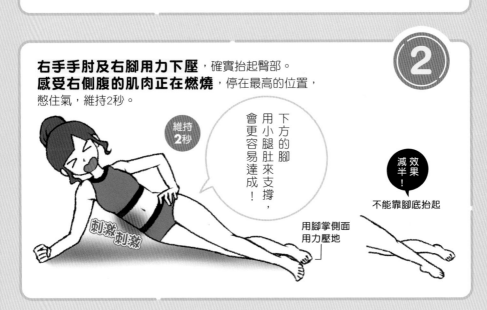

這個動作是鎖定腹斜肌、鍛鍊效果超高的項目。
腰圍左右不平均的人也很適合藉此動作調整、取得平衡。
要注意不要為了確認腳的動作而將上半身向前彎，這是NG動作，
若腰向前彎，就無法鍛鍊到腹斜肌。
要是完全抬不起來，可以先嘗試P54的腿部旋轉，培養腹肌力道後再來挑戰！

3

緩緩將臀部放下，回到準備動作。
臀部一旦碰到地板，就要馬上再抬起。

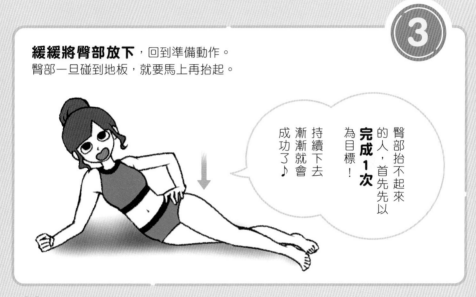

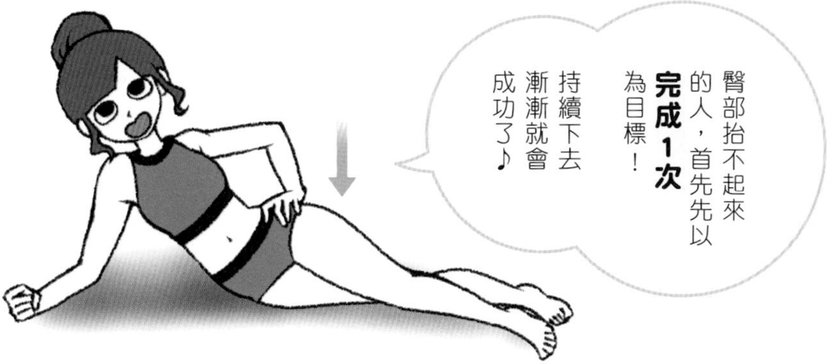
臀部抬不起來的人，首先先以**完成1次**為目標！持續下去漸漸就會成功了♪

❷❸做15次，間隔1分鐘後再重覆，
共做3組。另一邊也相同。

習慣之後

若介意自己的
腰線左右不對稱

建議腰線不明顯的那一邊
可以再多做1套♪

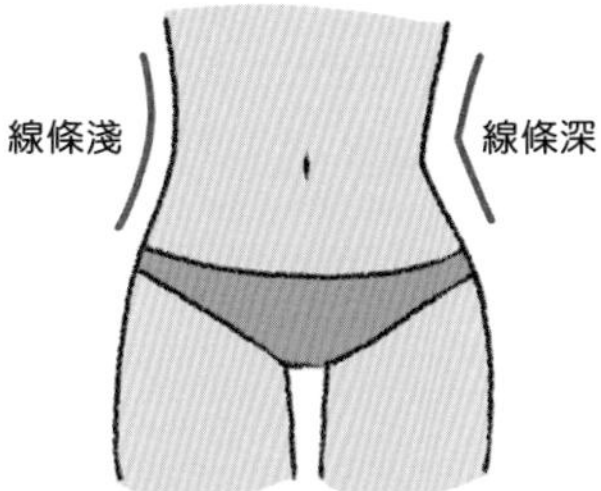
線條淺
線條深

習慣後，可以僅用手掌支持，
增加強度。手掌向下用力壓，
把臀部抬起！

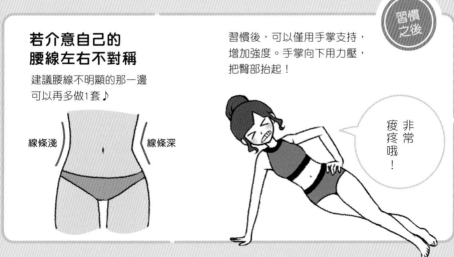

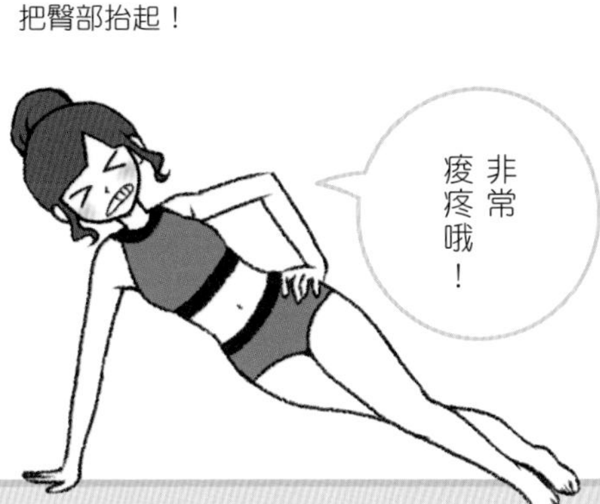
非常痠疼哦！

TARGET：臀大肌（整個臀部）

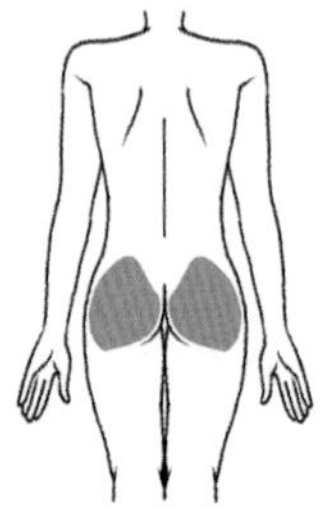

有效提臀！提升新陳代謝！

單腳硬舉

〔目標次數〕單邊各10次×3組　〔間隔〕1分鐘

1

右腳放在椅子或台階上，
以左腳為軸心站立。
左腳放置前方2步、
較身體前方的位置。

腳背貼在椅子上
放於前方
2步的位置

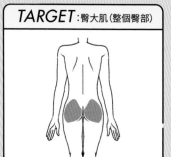

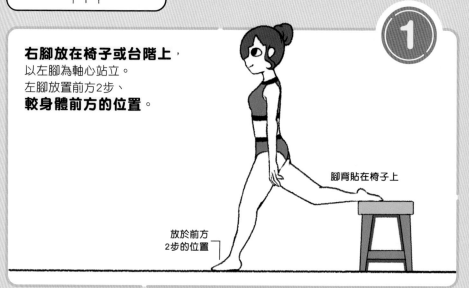

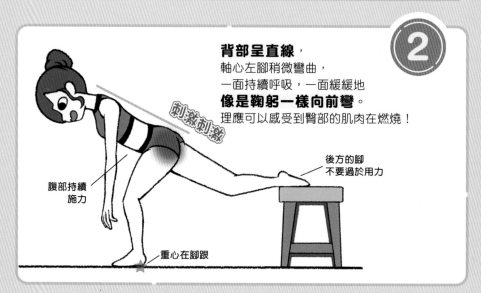

2

背部呈直線，
軸心左腳稍微彎曲，
一面持續呼吸，一面緩緩地
像是鞠躬一樣向前彎。
理應可以感受到臀部的肌肉在燃燒！

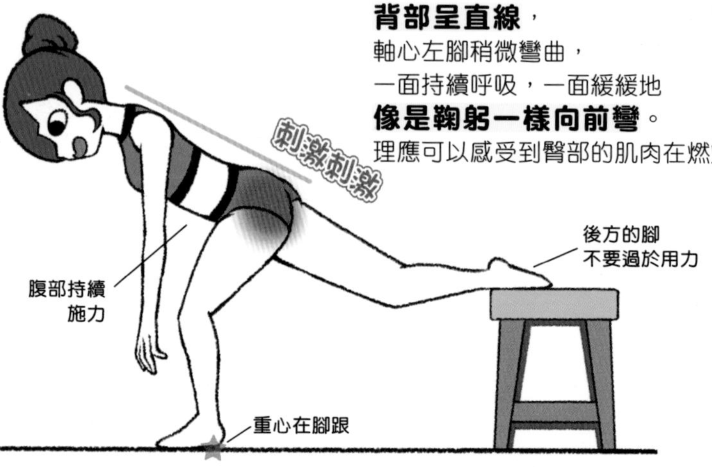
刺激刺激
後方的腳
不要過於用力
腹部持續
施力
重心在腳跟

這個動作並非鍛鍊臀部肌肉的主流，但因為效果極佳，
馬上就有感，所以一做起來就會欲罷不能。
動作看來輕鬆，但做到第2組時應該就能感受到臀部肌肉激烈燃燒！
這也可以鍛鍊背部的大片肌肉「背闊肌」，不但會汗流浹背，還能促進全身的新陳代謝。
要確實鍛鍊臀部肌肉，就要留意重心放在腳跟，膝蓋微彎保持像是鞠躬的姿勢。

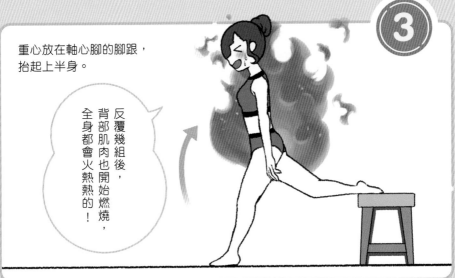

3

重心放在軸心腳的腳跟，
抬起上半身。

反覆幾組後，
背部肌肉也開始燃燒，
全身都會火熱熱的！

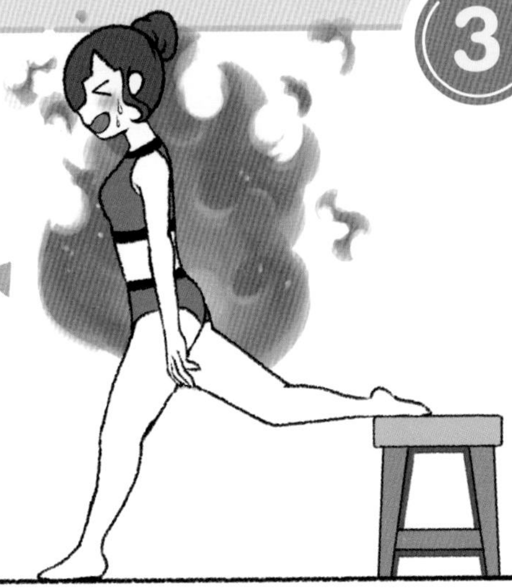

②③做10次，間隔1分鐘後再重覆，共做3組。
另一邊也相同。

絕對不行!!
常會犯的NG點

膝蓋過度彎曲

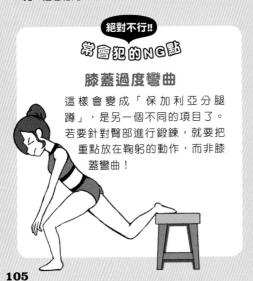

這樣會變成「保加利亞分腿蹲」，是另一個不同的項目了。若要針對臀部進行鍛鍊，就要把重點放在鞠躬的動作，而非膝蓋彎曲！

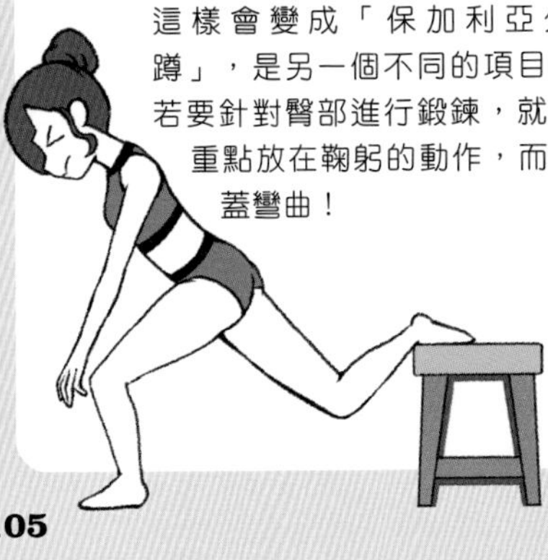

習慣之後

像是P67的半深蹲一樣，習慣後可將裝了水的寶特瓶放入包包中，再用手拿著包包來執行，增加強度。

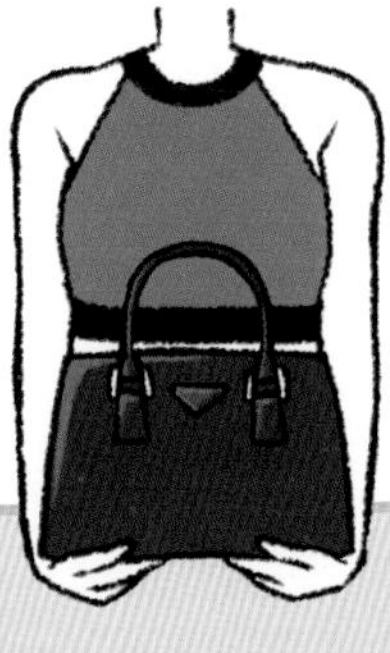

TARGET：上臂三頭肌（上臂）

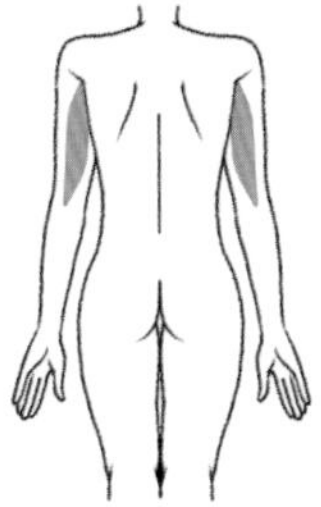

有效鍛鍊上臂&肩甲骨～★

鑽石伏地挺身

〔目標次數〕**10**次×**3**組　〔間隔〕**2**分鐘

1

兩手靠近，撐在地上，腳尖著地。
腹肌用力，不要讓肚子碰到地板，此為準備姿勢。

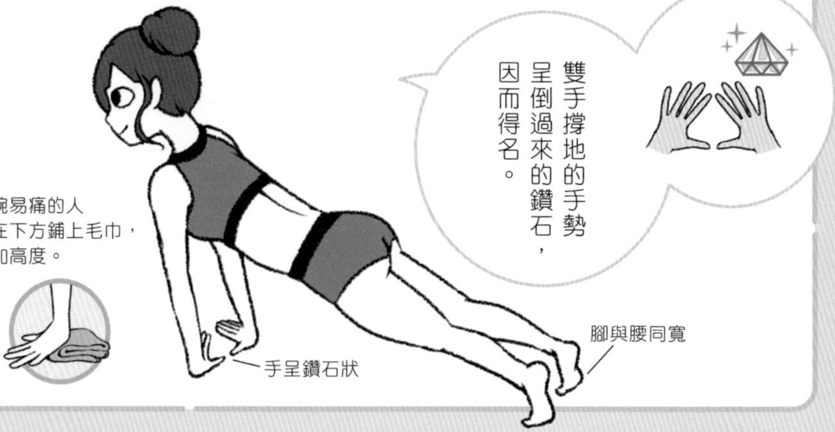
雙手撐地的手勢呈倒過來的鑽石，因而得名。
手腕易痛的人可在下方鋪上毛巾，增加高度。
手呈鑽石狀
腳與腰同寬

2

持續呼吸，花費3秒將身體緩緩向下。
一直向下直到界限為止，
此時應該可以感受到上臂肌肉正在燃燒。
腹部持續用力！

要注意腋下不要張得太開！
花費3秒
刺激刺激
腹部不可放鬆

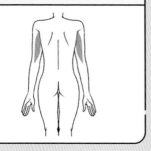

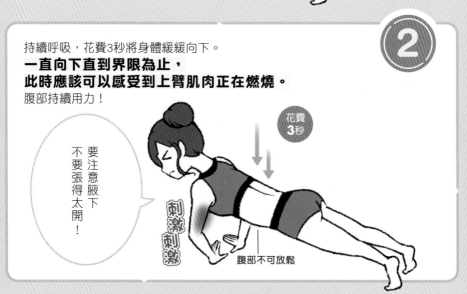

一般的伏地挺身多是鍛鍊胸大肌，這個動作則是瞄準上臂三頭肌。
兩手的距離較肩寬窄，做起來會更辛苦，一定要多加油！
若腋下張得太開，就會鍛鍊到上臂二頭肌了，要多留意。
這個動作可以讓肩胛骨回到原本正確的位置，也可改善圓肩，
同時也會運用到軀幹，讓腰線更緊實。

3

快速抬起身體，回到準備動作。

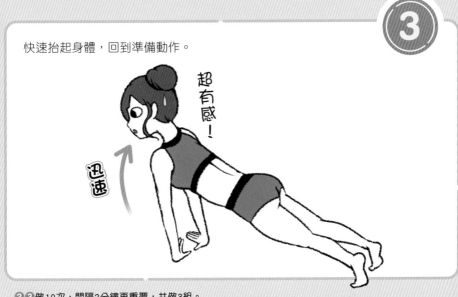

超有感！
迅速

❷❸做10次，間隔2分鐘再重覆，共做3組。

也能這樣做！

鍛鍊胸大肌的伏地挺身

雙手距離比肩寬再寬約1.5倍，可有效拉起胸部的肌肉，鍛鍊到胸大肌！

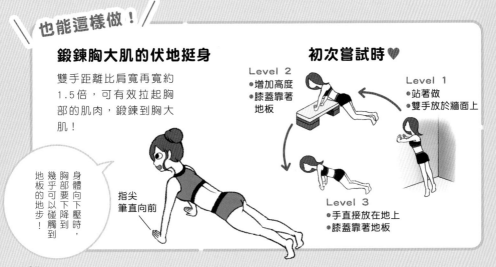

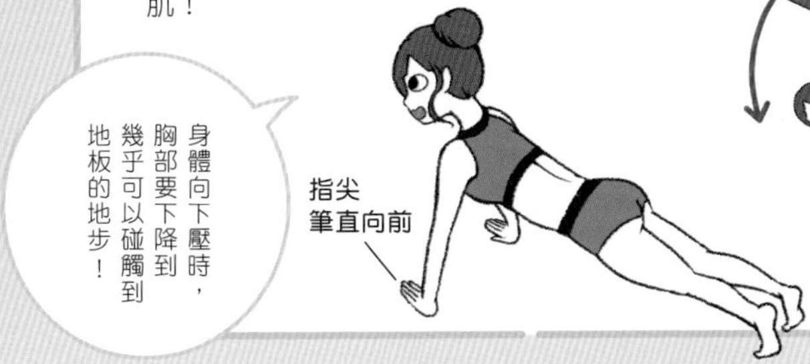

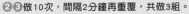

身體向下壓時，胸部要下降到幾乎可以碰觸到地板的地步！
指尖筆直向前

初次嘗試時

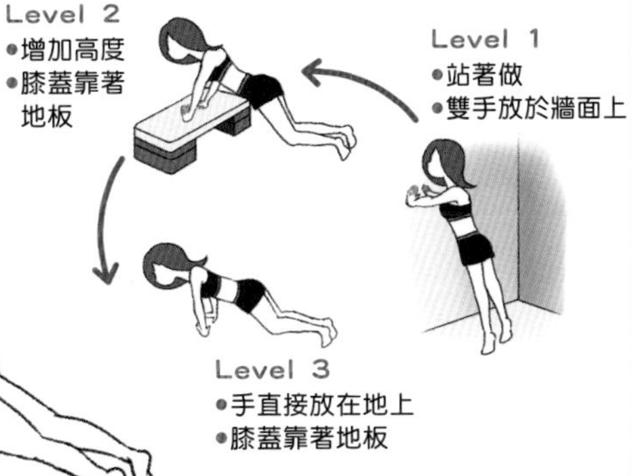

Level 1
●站著做
●雙手放於牆面上
Level 2
●增加高度
●膝蓋靠著地板
Level 3
●手直接放在地上
●膝蓋靠著地板

Column

不可強硬矯正姿勢！

前面一直提到，不良的姿勢會影響健康、美容，這沒有錯，但不需要勉強讓背部打直等，強硬地矯正姿勢。若是**太過於在意挺胸，結果反而讓肋骨更加擴張了，又或是無法好好控制骨盆，反而讓折腰惡化**，引起各種反效果。

此外，有時努力想要讓背部打直，但卻無法長久維持，幾分鐘後又回到原本的姿勢了。其實，這是腦在跟你作對。

姿勢和腦有相當密切的關係。長時間久坐、運動不足都會造成姿勢不良，這樣的習慣長久持續，腦就會認為這樣的姿勢才是最佳姿勢，進而指示身體要維持這樣的姿勢。

重要的是要**改變腦的想法，養成就算不刻意，也能維持良好姿勢的習慣**。要達到此一目標，就要把鍛鍊時的姿勢、動作融入日常生活中，**刺激腦部**，讓腦習慣正確的姿勢。

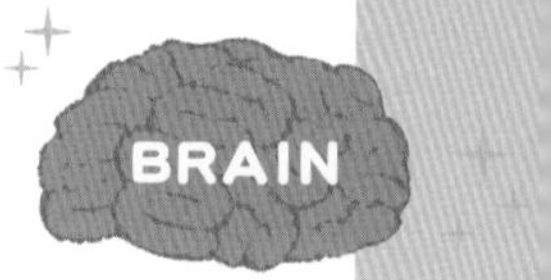
BRAIN

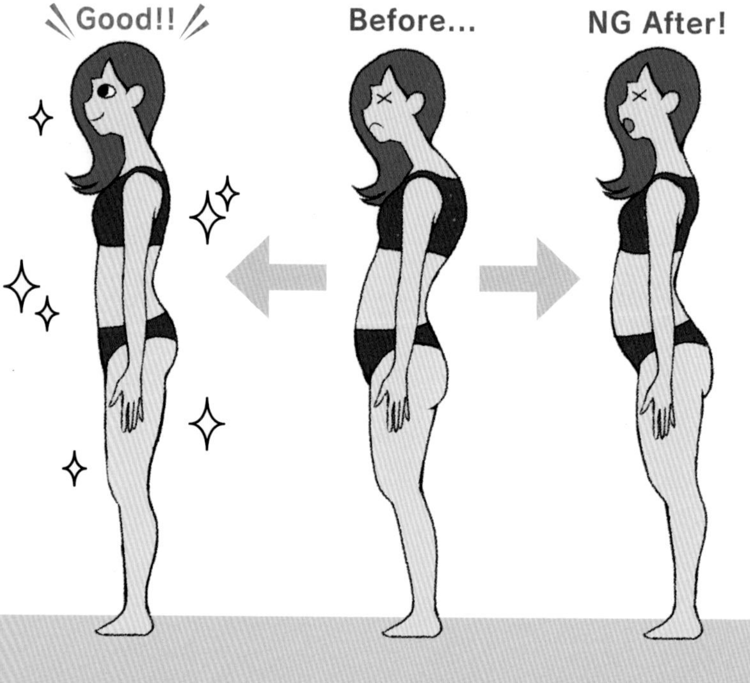
Good!!
Before...
NG After!

喚醒你的瘦肌 迷你鍛鍊篇

首次嘗試運動的人身體總是僵硬難動。
首先利用平日的空檔，
好好運動你的瘦肌吧。

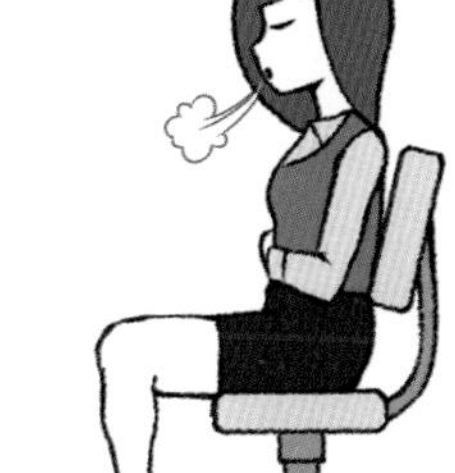

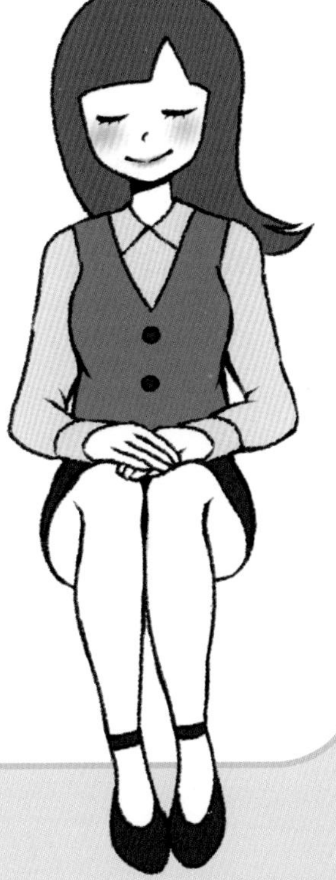

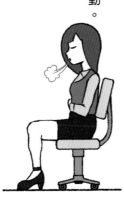

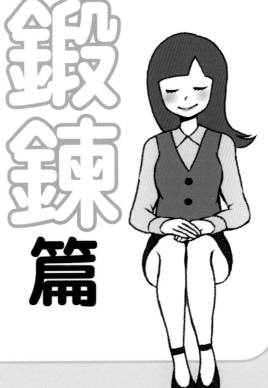

＼ **鍛鍊內收肌，百利無一害！** ／

用大腿內側夾住寶特瓶

1

準備1個裝了
500ml水的**寶特瓶**。

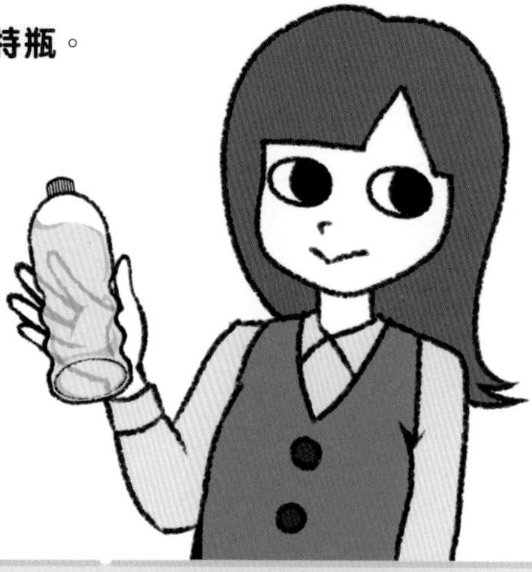

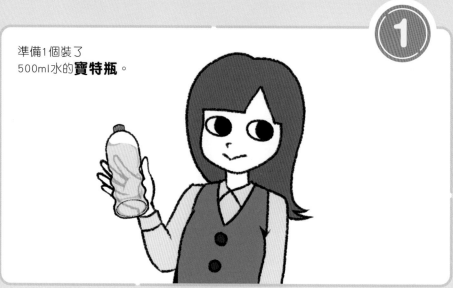

2

把寶特瓶
夾在雙膝之間。
可以一面夾著，一面工作。一開始也許覺得很輕鬆，但過了5分鐘後，
大腿內側應該就會開始感到疲累了！
慢慢增長夾住的時間。

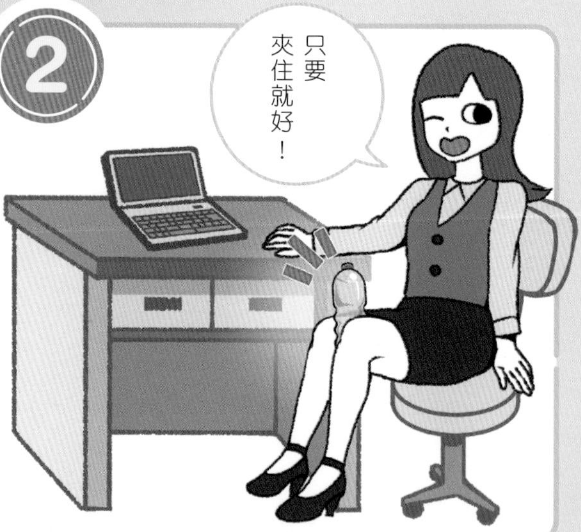

大腿內側動起來！

雙腿筆直的人坐起來姿勢也很優美。坐下時要讓雙膝完全併攏，靠的是大腿內側的肌肉。相反地兩腳開開、或是只有膝蓋靠在一起的內八字坐姿，都會讓內收肌衰退！這個迷你鍛鍊可以改善O型腿、刺激與內收肌相連的骨盆底肌，對漏尿也有幫助哦。

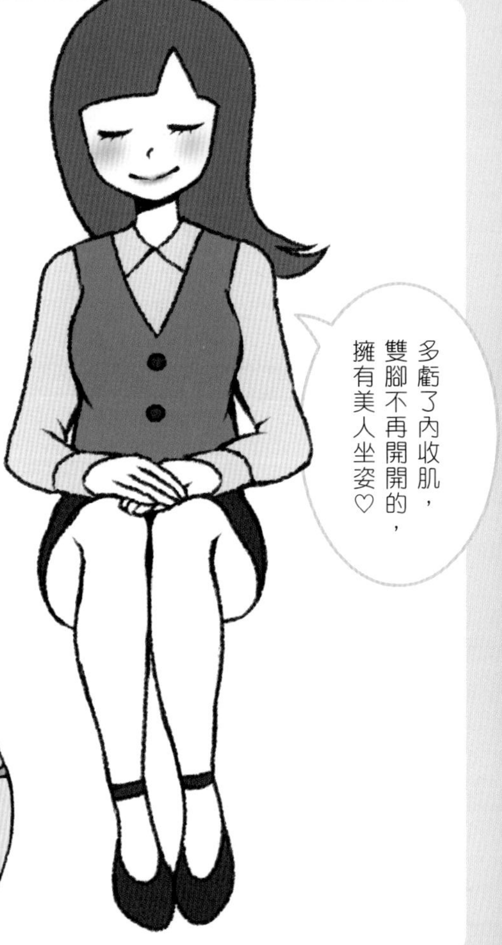
多虧了內收肌，
雙腳不再開開的，
擁有美人坐姿♡

POINT

想要有效鍛鍊內收肌，寶特瓶要夾在**靠近膝蓋的地方**，而非靠近臀部處★

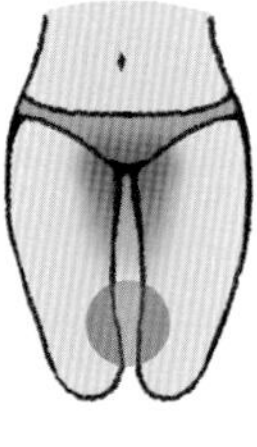

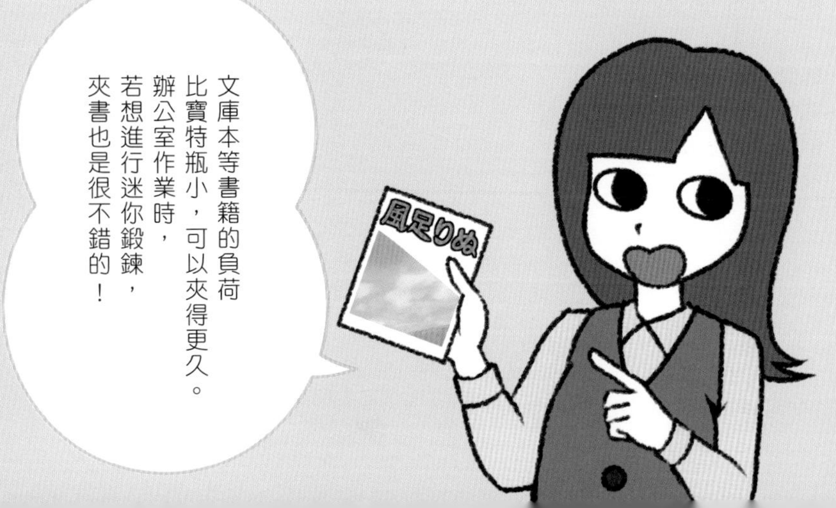
文庫本等書籍的負荷
比寶特瓶小，可以夾得更久。
辦公室作業時，
若想進行迷你鍛鍊，
夾書也是很不錯的！
風足りぬ

\ 讓腳踝活動更自如！/

背屈毛巾伸展操 伸展

1

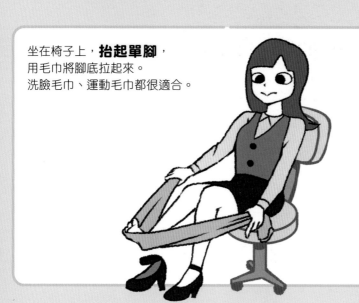

坐在椅子上，**抬起單腳**，
用毛巾將腳底拉起來。
洗臉毛巾、運動毛巾都很適合。

2

兩手把毛巾向身體拉，而雙腳則像是要對抗一般，
儘量向遠處踢，向外伸。
可以感受到**膝蓋後方正在伸展**的感覺。

POINT

努力拉毛巾，把腳尖
拉向身體！

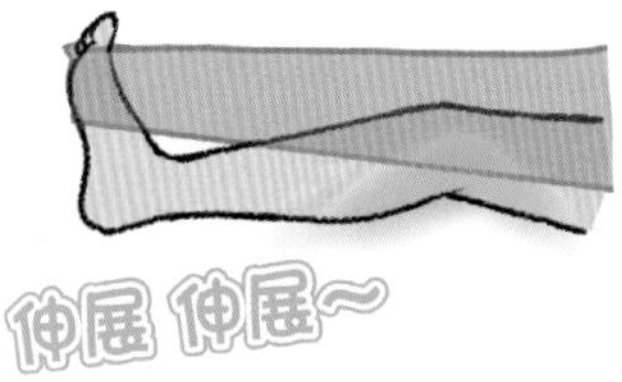

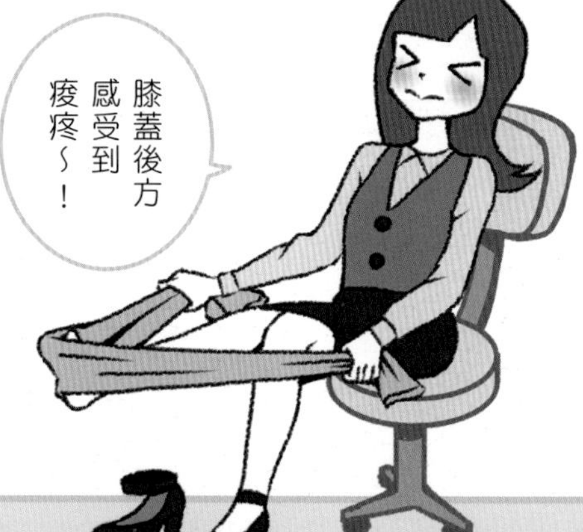

讓雙腳習慣背屈的動作

為了讓腳踝更柔軟靈活，要試著讓身體習慣腳尖向小腿前側彎的背屈動作。藉由毛巾的拉扯，小腿肚可以舒服地伸展。小腿肚的肌肉一路向上相連至膝蓋上方，因此也可以同時感受到膝蓋後方有受到刺激，這就是確實發揮效果的證據。這個動作不但能讓小腿變細，也可改善膝蓋痛！

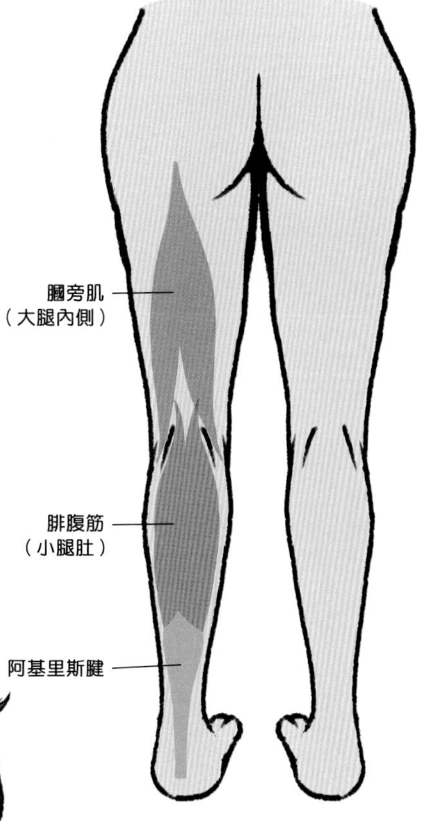
膕旁肌
（大腿內側）
腓腹筋
（小腿肚）
阿基里斯腱

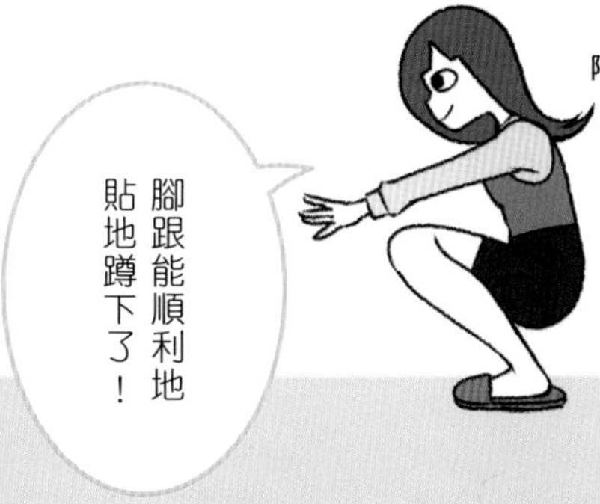
腳跟能順利地貼地蹲下了！

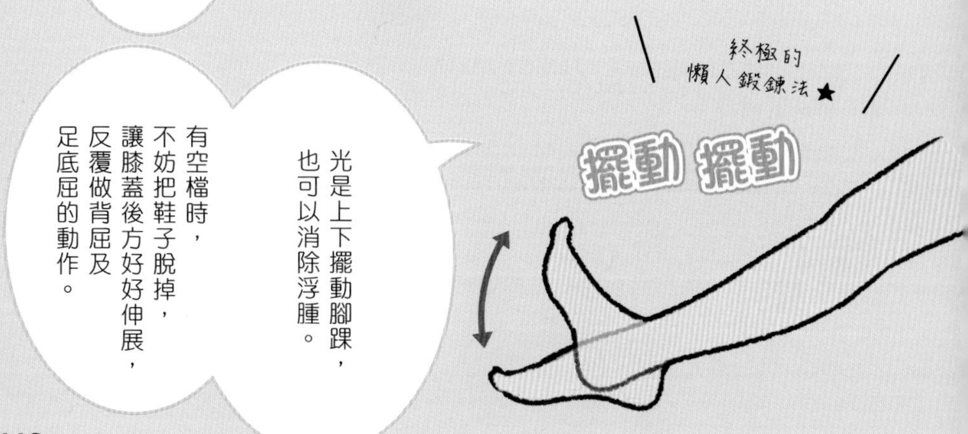
有空檔時，不妨把鞋子脫掉，讓膝蓋後方好好伸展，反覆做背屈及足底屈的動作。
光是上下擺動腳踝，也可以消除浮腫。
終極的
懶人鍛鍊法★
擺動 擺動

╲ 喚醒全身的深層肌肉！╱

單腳平衡運動

1

直直站立，**大大吐氣，讓肋骨收縮**。
手放在肋骨上，
確認收縮的動作。

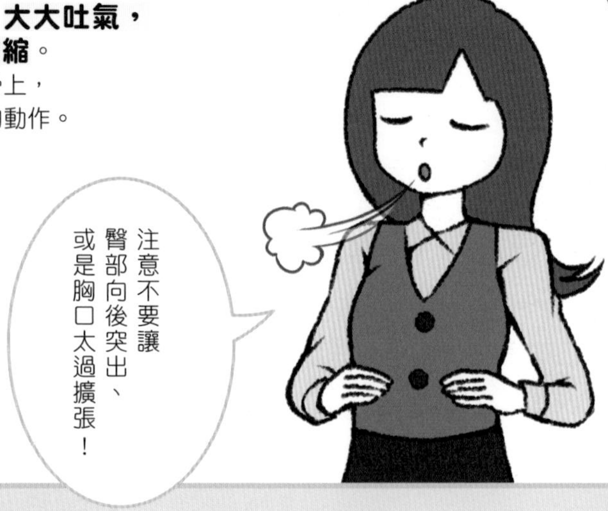
注意不要讓臀部向後突出、或是胸口太過擴張！

2

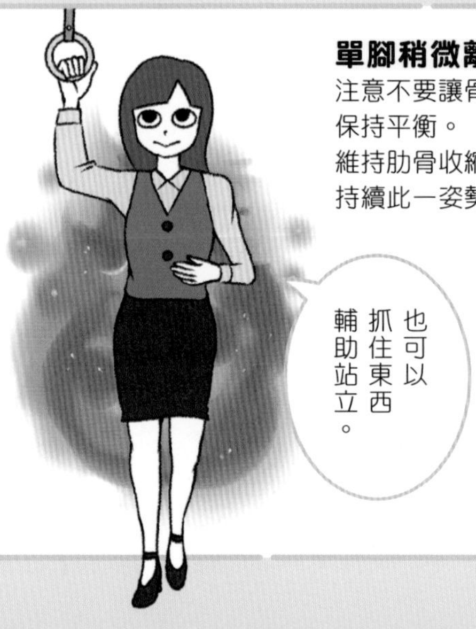
也可以抓住東西輔助站立。

單腳稍微離地，
注意不要讓骨盆傾向某一邊，
保持平衡。
維持肋骨收縮的狀態呼吸，
持續此一姿勢約**1分鐘**。

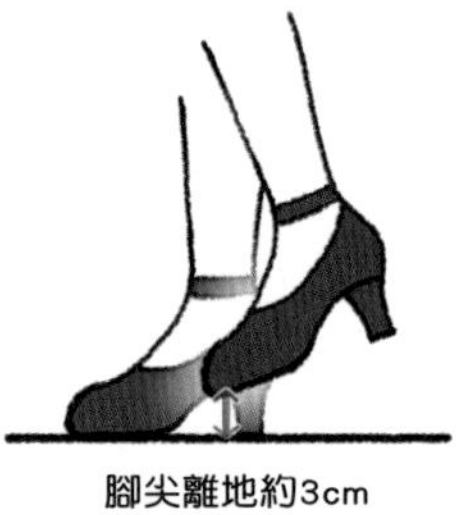

腳尖離地約3cm
左右就OK

多鍛鍊衰退的那一邊

有的人心臟在右邊、左右的肺大小不一，人類的身體本來就是左右不對稱的，肌肉的生長也是。為了縮小左右邊的差異，找到良好的平衡感，單腳運動是很重要的。多鍛鍊肌肉較衰弱的那一邊，就是在「調整兩邊的平衡」，減少左右的差異。這個動作同時還能鍛鍊軀幹，成為姿勢美人！

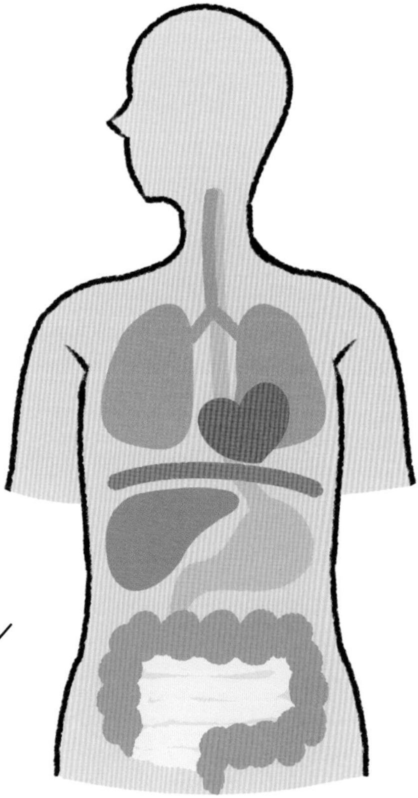

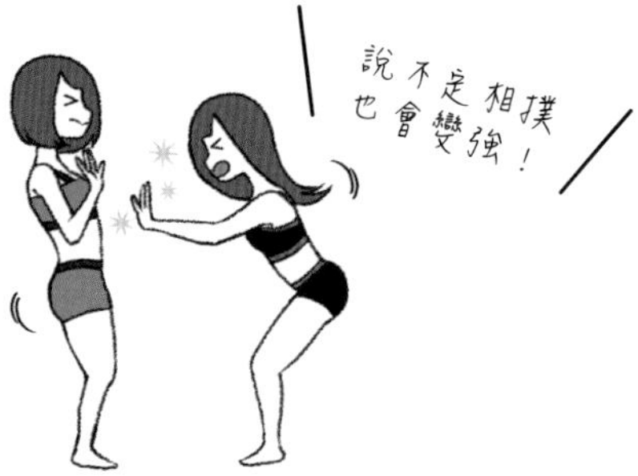
說不定相撲也會變強！

若把**重心全放在軸心腳，骨盆就會傾斜**，如此一來就無法有效鍛鍊到深層肌肉，反而變成是靠拉扯骨盆周圍的韌帶來站立。**抬起的那一腳也不要放鬆**，使用全身的肌肉來支撐站立！

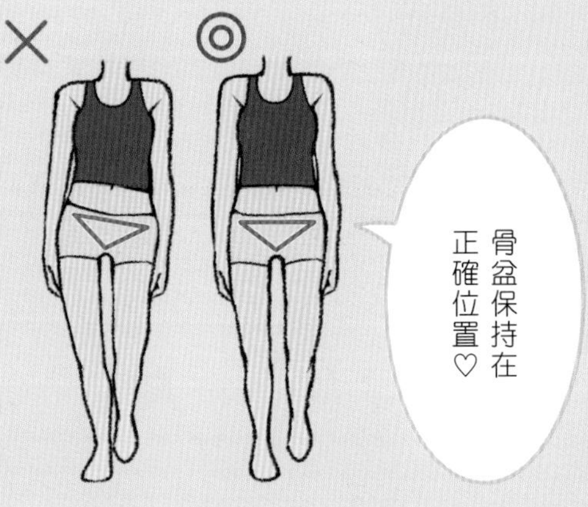
×
◎
骨盆保持在正確位置♡

坐著也能強化腹肌

雙腳懸空腹肌訓練

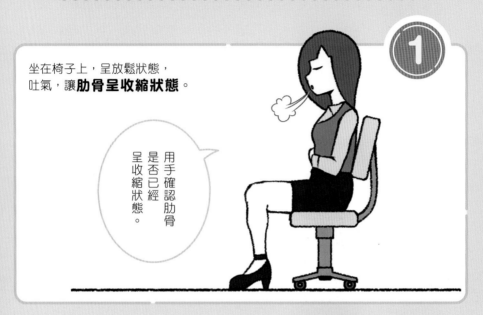

1

坐在椅子上，呈放鬆狀態，
吐氣，讓**肋骨呈收縮狀態**。

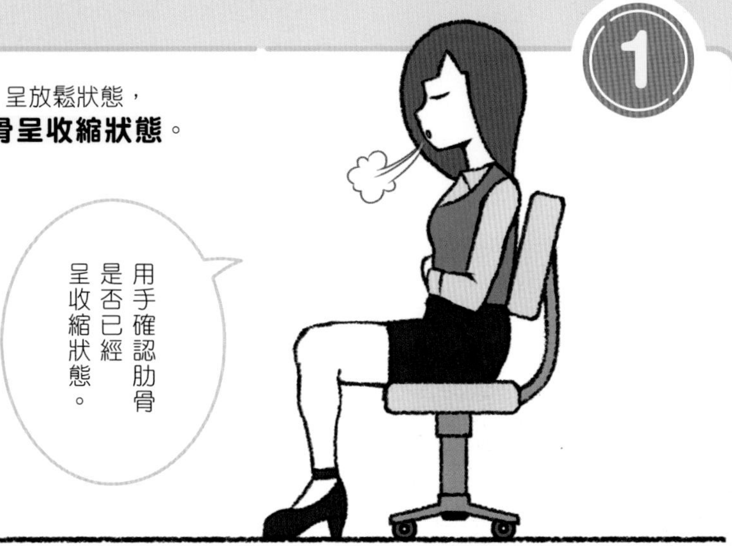
用手確認肋骨
是否已經
呈收縮狀態。

2

腹部施力，
讓雙腳稍微離地。
肋骨維持在收縮的狀態，
反覆呼吸。

維持**30**秒×**5**組
間隔**20**秒

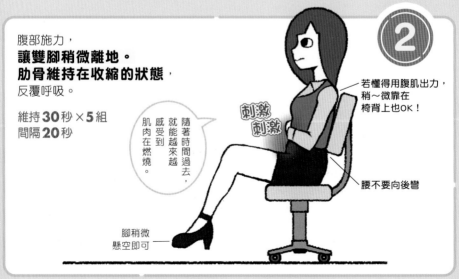

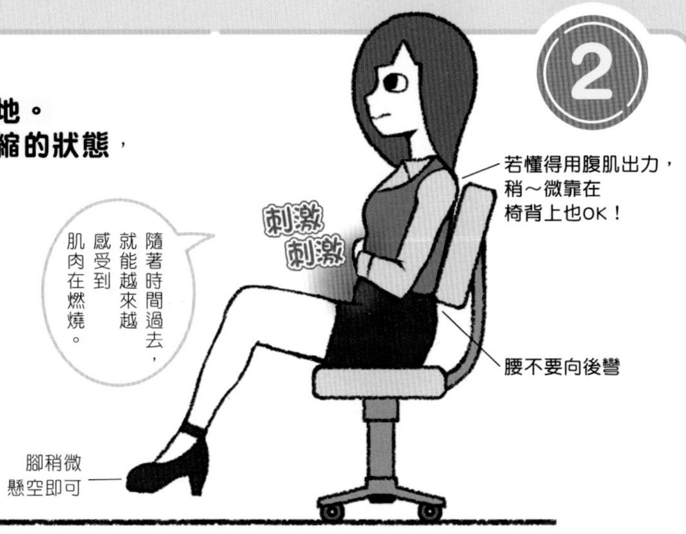
隨著時間過去，
就能越來越
感受到
肌肉在燃燒。
刺激
刺激
若懂得用腹肌出力，
稍～微靠在
椅背上也OK！
腰不要向後彎
腳稍微
懸空即可

打造懂得用腹部出力的身體

至今還是不知道怎麼運用腹肌的人，這個迷你鍛鍊非常適合你，讓身體學會持續使用腹肌的感覺吧！只做一下子是感受不到腹肌力道的，先維持30秒看看。利用工作的空檔嘗試，好好習慣這樣的感覺。學會控制腹肌後，各種鍛鍊的成效都會更好，也能改善腰痛及鬆垮垮的小腹。

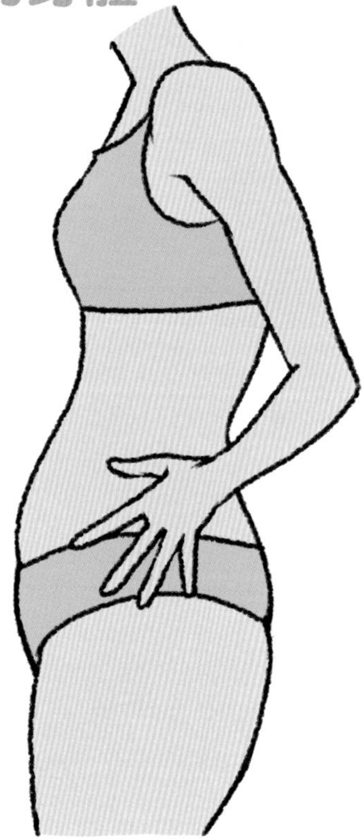

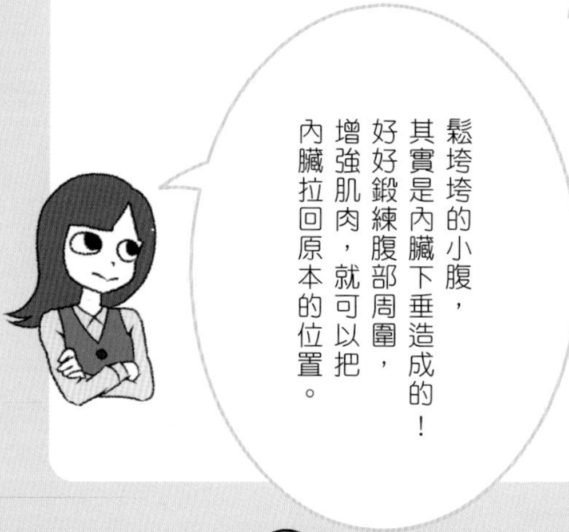
鬆垮垮的小腹，其實是內臟下垂造成的！好好鍛練腹部周圍，增強肌肉，就可以把內臟拉回原本的位置。

也能這樣做！

還能提升唱功！腳懸空發聲練習

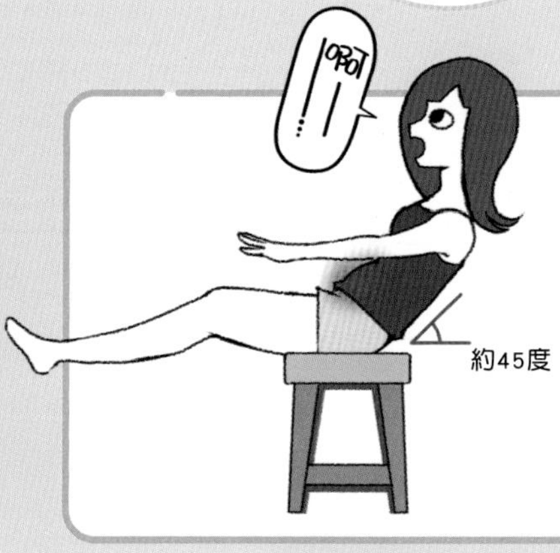
約45度

❶坐在沒有椅背的椅子上，身體傾斜，讓背部與椅面呈45度左右。

❷雙腳懸空，膝蓋稍微向前伸，維持這種姿勢，並大聲發出「啊——」的聲音，持續20～30秒，腹肌用力，聲音不要顫抖！

＼ 舒服地鍛鍊**上臂**！／

上臂毛巾伸展操 伸展

1

雙手在身體後方握住毛巾。
身體微微向前傾，吐氣，
讓肋骨呈收縮狀態就準備。

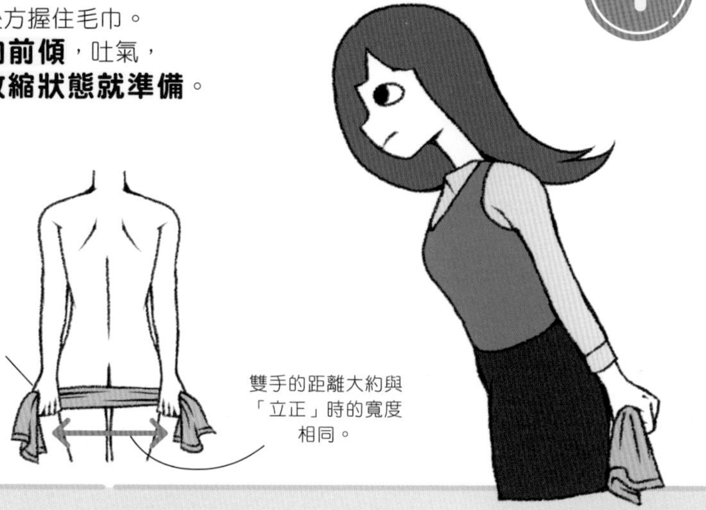
手掌面向
前方
雙手的距離大約與
「立正」時的寬度
相同。

2

手肘伸直，
把手巾向上拉，
舉高至能感受上臂肌肉受到刺激的高度，
讓肩胛骨靠攏，維持5秒。
維持肋骨收縮的狀態，持續呼吸。

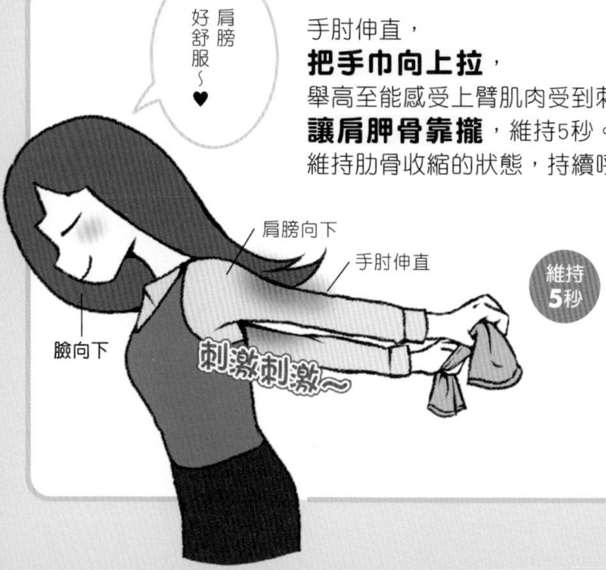
肩膀好舒服～♥
肩膀向下
手肘伸直
臉向下
刺激刺激～
維持
5秒

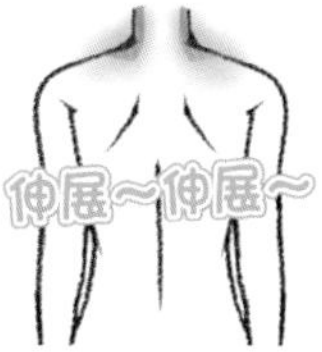
伸展～伸展～

臉向下、肩膀向下，
能讓頸部到肩膀周圍的
肌肉伸展開來！

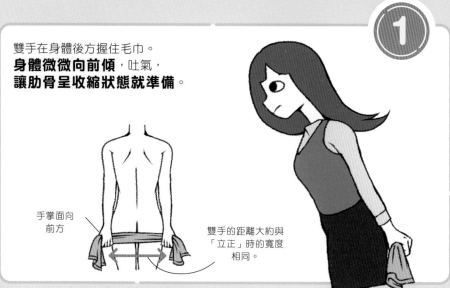

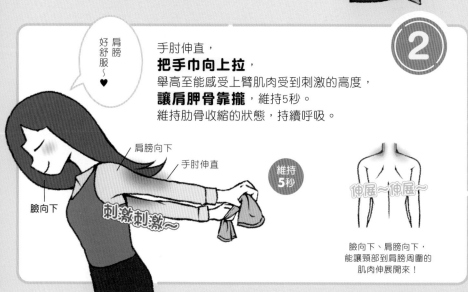

使用上臂三頭肌

日常生活中，有許多動作都是手臂前伸、手肘彎曲，幾乎沒有手臂向後拉、手肘伸直的動作。因此總是多使用到手臂前側的肌肉（上臂二頭肌），而使用不到後側肌肉（上臂三頭肌），這也是造成上臂軟綿綿的原因。這個運動能刺激上臂三頭肌，也適合駝背、圓肩的人。

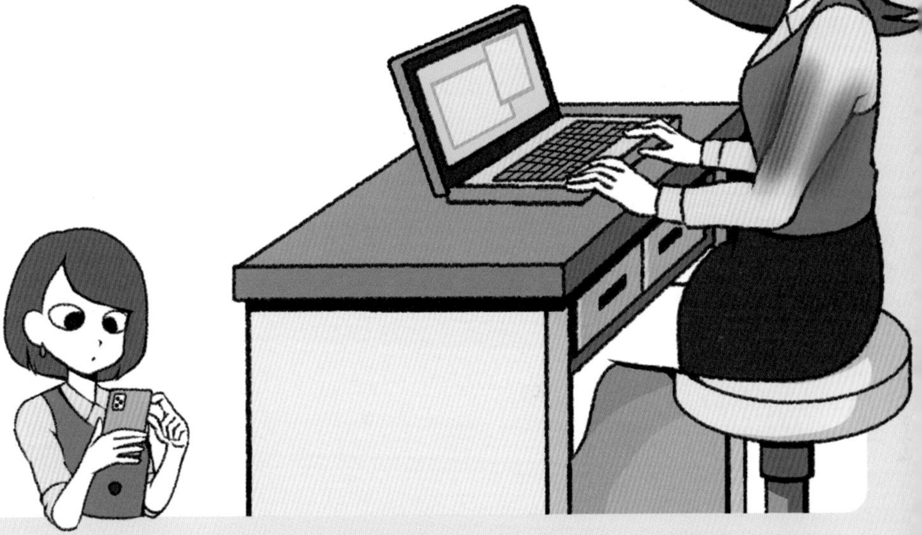

上臂的肌肉和肩關節關係密切。上臂無力鬆軟，很容易造成圓肩的駝背姿勢！喚醒上臂的肌肉，讓往內屈的肩膀回到正確位置吧！

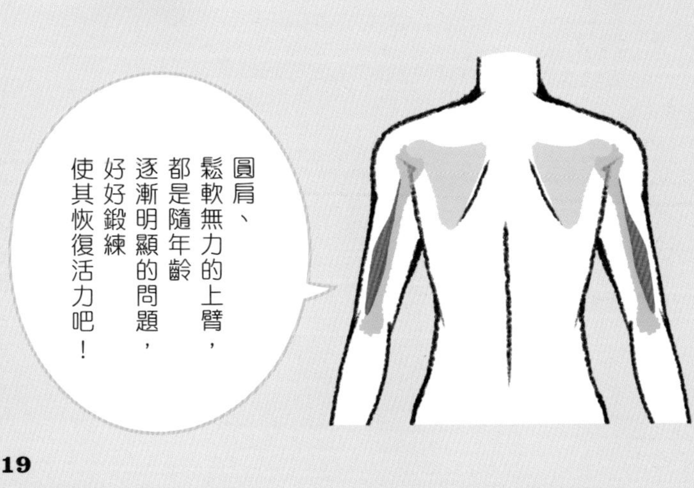
圓肩、鬆軟無力的上臂，都是隨年齡逐漸明顯的問題，好好鍛鍊使其恢復活力吧！

矯正姿勢的1週鍛鍊計畫

適合超級初學者 Menu

這是適合初學者的1週鍛鍊計畫，只有基本的矯正項目，以及針對容易僵硬部位的伸展運動。雖然沒有鍛鍊肌肉的項目，但光是做這些就已經能確實改善姿勢，並能實際感受到衣服尺寸變小了！不擅長運動、平常都沒在運動的人，都可以輕易上手。

星期一

矯正日

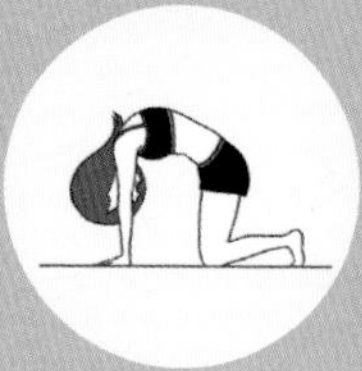

牛貓式（P22）

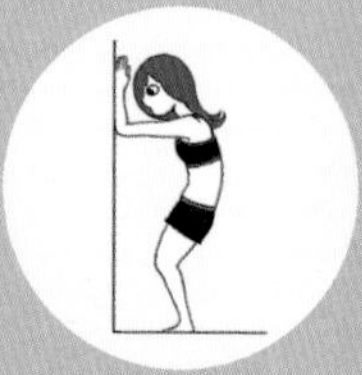

扶牆式（P26）

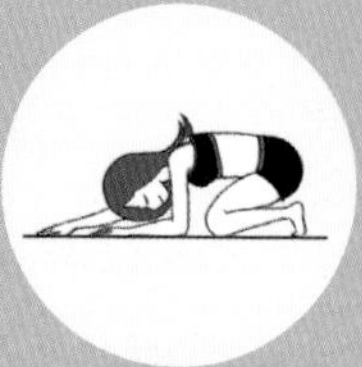

四肢著地式（P30）

星期二

放鬆日

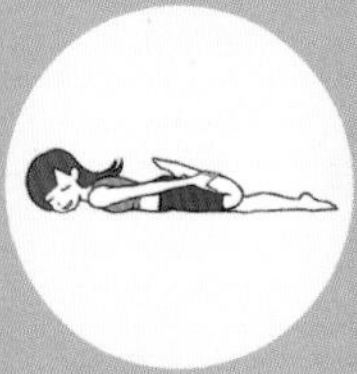

半蛙式（P42）

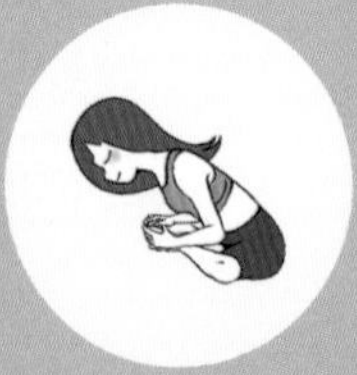

束角式（P76）

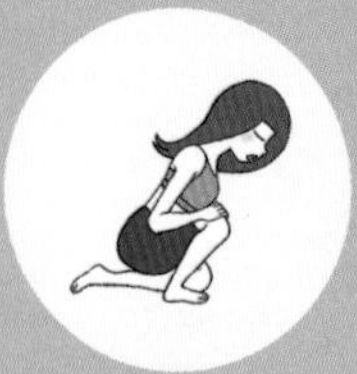

小腿跨步（P96）

Q&A

Q 肌肉痠痛、覺得很辛苦時該怎麼辦？

身體過度僵硬的人，做伸展運動也可能會造成肌肉痠痛，此時就一直**休息到肌肉不痛為止吧！**

Q 習慣之後可以增加次數嗎？

執行的次數不需特別增加。習慣後，可以**每天進行矯正日要做的那3個項目**，身體會更靈活。

Q 鍛鍊的順序很重要嗎？

矯正的日子請依照計畫的順序來執行。**首先做的牛貓式可以讓身體先習慣拱起背部的動作**，讓身體變得靈活。放鬆的日子則順序不限，喜歡從哪個伸展運動開始都沒問題。

星期三

休息日

星期四

矯正日

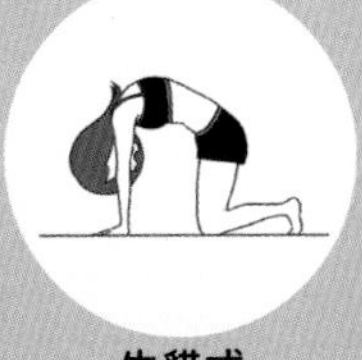

牛貓式

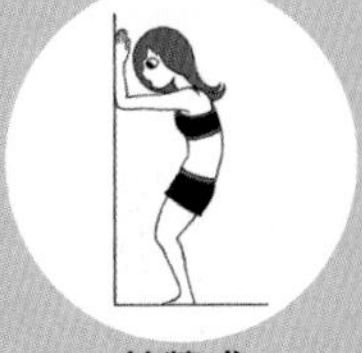

扶牆式

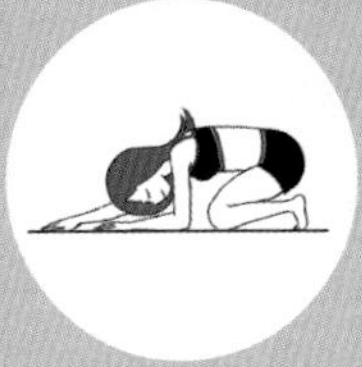

四肢著地式

星期五

放鬆日

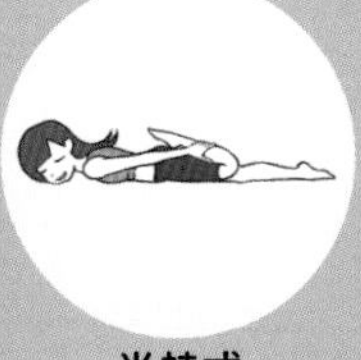

半蛙式

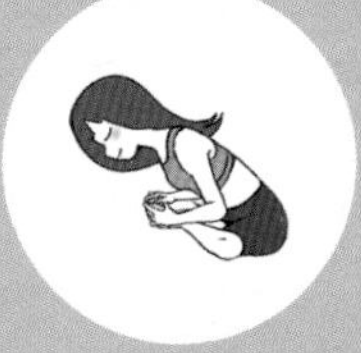

束角式

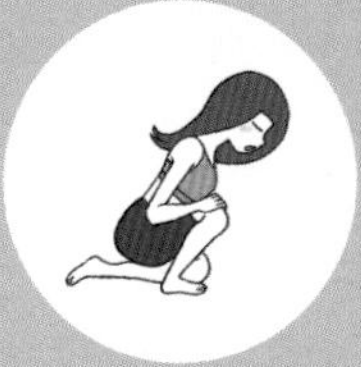

小腿跨步

星期六

休息日

星期日

放鬆日

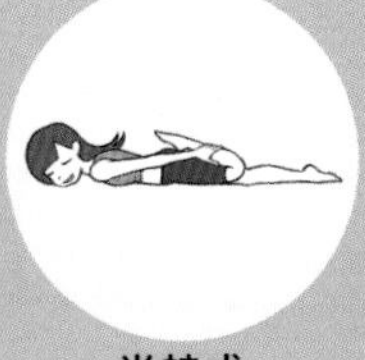

半蛙式

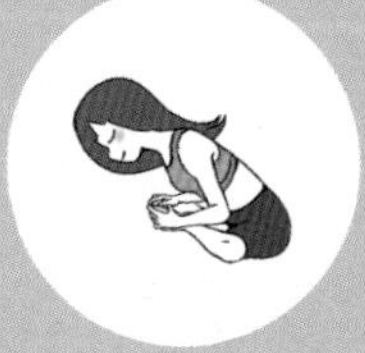

束角式

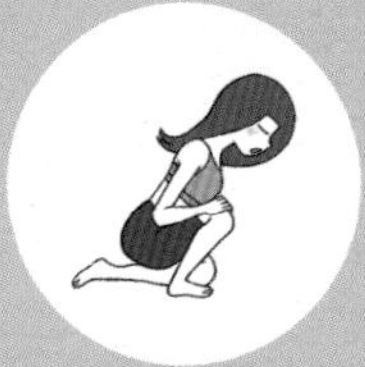

小腿跨步

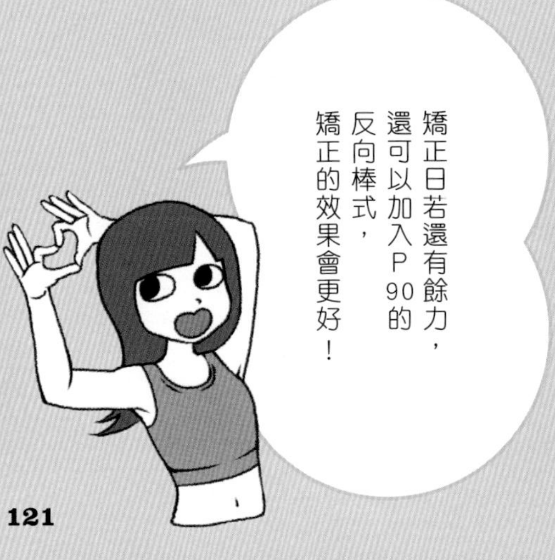
矯正日若還有餘力，還可以加入P90的反向棒式，矯正的效果會更好！

Q 我想快點看到成效！可以不休息每天都做嗎？

可以。若休息日還是想做點什麼，可以進行矯正日的3個項目！**姿勢可以更快改善，伸展運動做起來也會更上手。**

邁向
憧憬的完美體型
全身2週
鍛鍊計畫

在矯正和放鬆項目外，加上了鍛鍊肌肉的項目！為期2週的鍛鍊計畫，適合想要好好鍛練全身的人。

計畫中編入了腿．臀部日和腹部．腰線日，加速雕塑身形的效果！初次嘗試的人先從姿勢矯正1週計畫開始，完成後再來進行此2週計畫，效果更佳。

第1週

星期一

矯正日

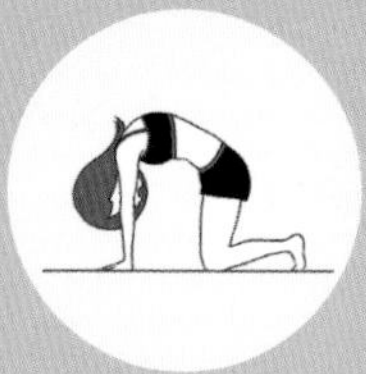

牛貓式（P22）

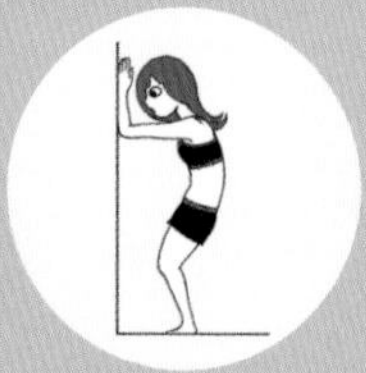

扶牆式（P26）

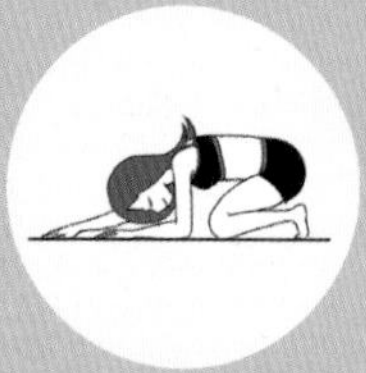

四肢著地式（P30）

若還有餘力，
可在最後加入
反向棒式（P90）

星期二

腿・臀部日

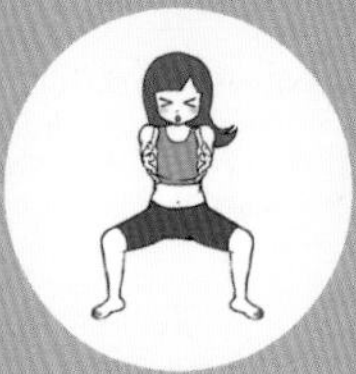

半深蹲（P64）

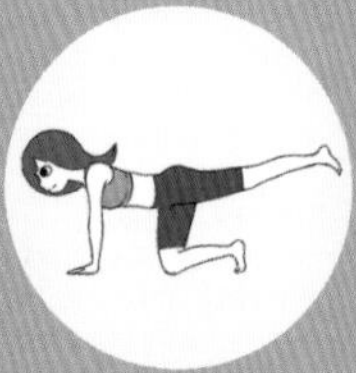

臀部延展（P68）

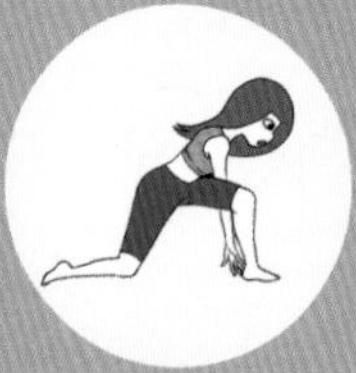

跪膝轉身（P72）

若還有餘力，
可在臀部延展後
加入斜面橋式（P38）

第2週

星期一	星期二	星期三	星期四	星期五	星期六	星期日
腹部・腰線日	放鬆日	休息日♥	矯正日	腿・臀部日	腹部・腰線日	放鬆日

再從第1週的星期一開始重覆哦！

在意腿型不佳的人，在腿．臀部日的臀部延展動作後，可再依序加入P82的蝴蝶式、P86的蚌殼式！

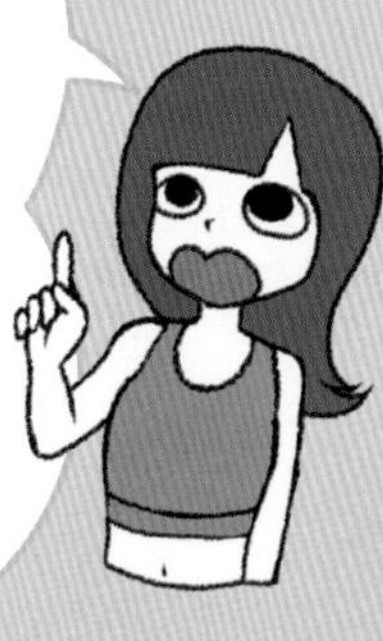

星期三

腹部・腰線日

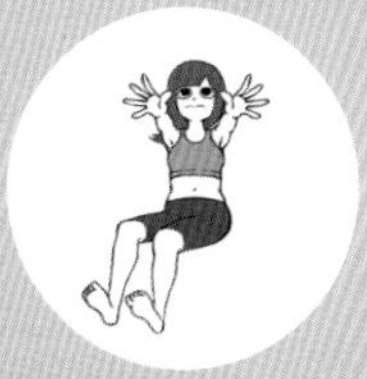

腿部旋轉（P54）

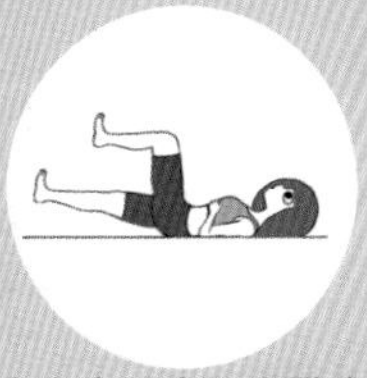

空中自行車死蟲動作（P46）

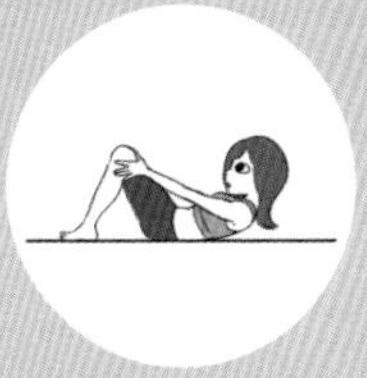

觸膝捲腹（P50）

若還有餘力，
可在腿部旋轉後
加入交錯觸膝捲腹（P58）

星期四

放鬆日

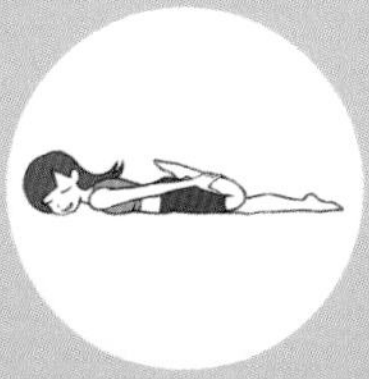

半蛙式（P42）

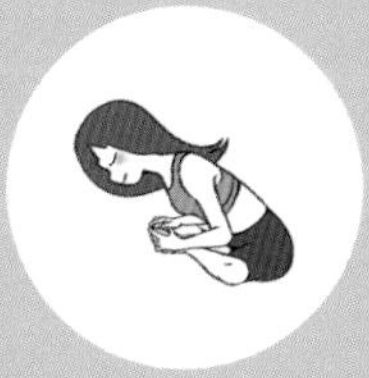

束角式（P76）

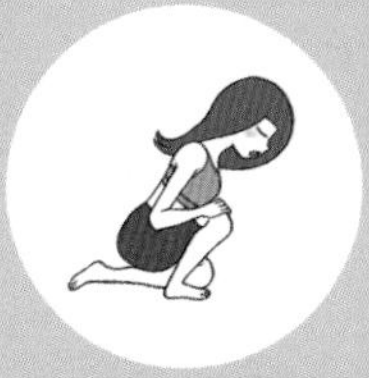

小腿跨步（P96）

星期五

休息日♥

星期六

矯正日

星期日

腿・臀部日

Q&A

Q 我只想要鍛鍊腳・臀部，該怎麼做？

腹部・腰線日就休息沒有關係。**肌肉休息3、4天再進行鍛鍊**，這樣的間隔是很重要的，不用勉強進行鍛鍊也OK。

Q 因為沒時間，有1天的鍛鍊沒做到，該怎麼辦？

第2天把前一天沒做到的項目做完，之後順延。只休息了1天沒有關係，但若休息時間過長，肌肉就會進入休息模式，要盡量避免長時間的休息！

教教我

小愛給瘦肌塑身法初學者的Q&A

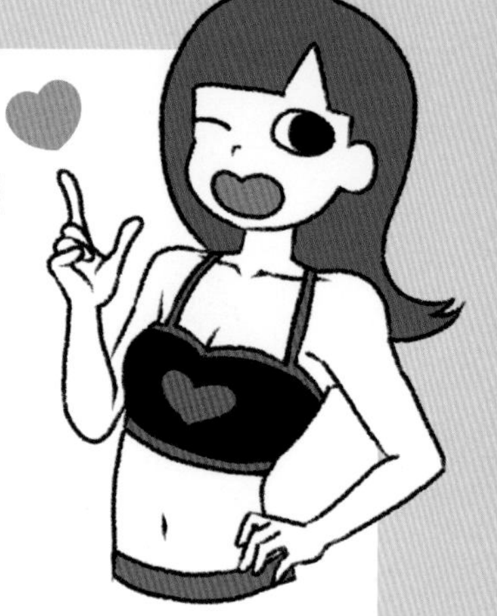

Q 完全達不到目標次數。

A 重要的是姿勢。可以分組進行。

比起做多少次，執行時的**姿勢是否正確才是重點**。先以正確的姿勢完成1次就好。做1組鍛鍊時目標次數可以減少，做2組鍛鍊以上時再依情況執行。

Q 有沒有不適合鍛鍊肌肉的時間？

A 空腹時、吃飽時、睡前，都不要鍛鍊比較好。

鍛鍊肌肉需要消耗身體的能量，**空腹時鍛鍊，肌肉會開始分解**以取得能量，肌肉反而會減少；**吃飽時進行則會影響消化吸收**，增加身體負荷；**睡前進行則會讓精神變好**，都不是適合的時間。

Q 腰好痛……這種時候是不是別練了比較好？

A 你可能沒有好好使用腹肌，先檢查姿勢吧！

沒有使用到腹部的肌肉、腰部向後彎等原因都可能造成腰痛。先**檢查自己的姿勢**是否正確。若姿勢沒問題卻還是腰痛，有可能是其他的原因，請不要勉強執行。

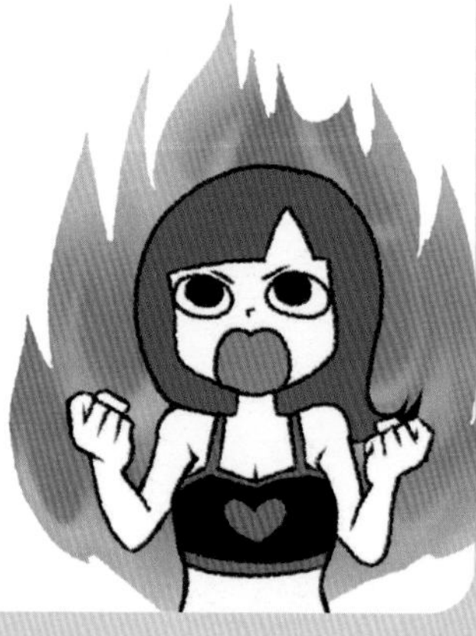

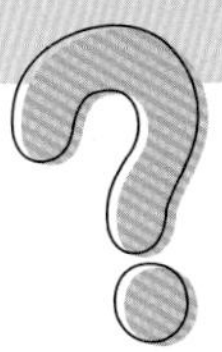

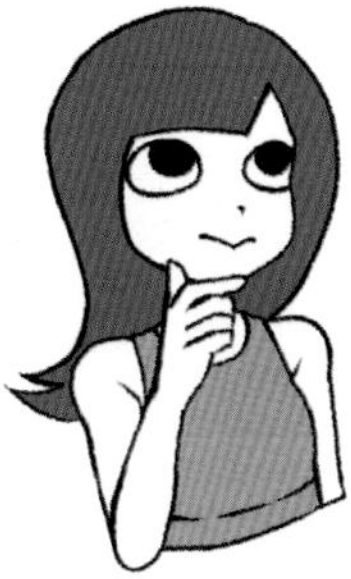

Q 鍛鍊時，背部或膝蓋都發出喀喀的聲音，沒事吧？

A 若不會感到疼痛，就沒問題！

其實意外地很多人都會這樣。這是**關節處的氣泡彈出的聲音**，若發出聲音但不感到疼痛，就沒有問題。身體越僵硬的人越會發出聲音，當身體變柔軟後，聲音也會變小或不常發出聲音了。

Q 腰是不痛，但比較在意小腹。我也可以執行P44適合容易腰痛的人做的矯正小腹運動嗎？

A 本書所有運動，只要想做，全都可以執行。

書中刊載的運動都是適合女性塑身的運動，只要沒有特別不適的地方，任何一項都是有利無害。請務必**嘗試各種的鍛鍊項目**吧！

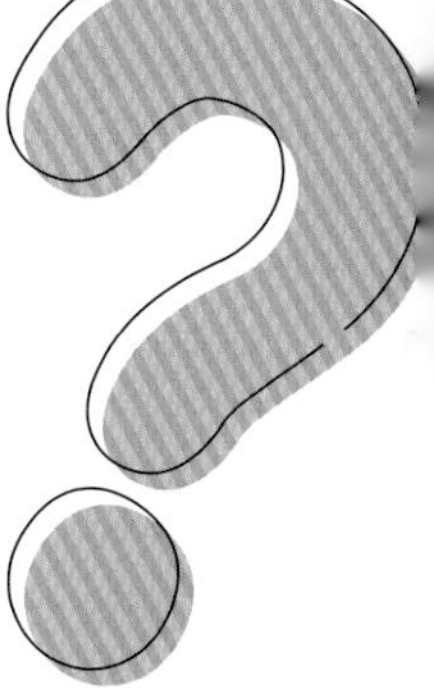

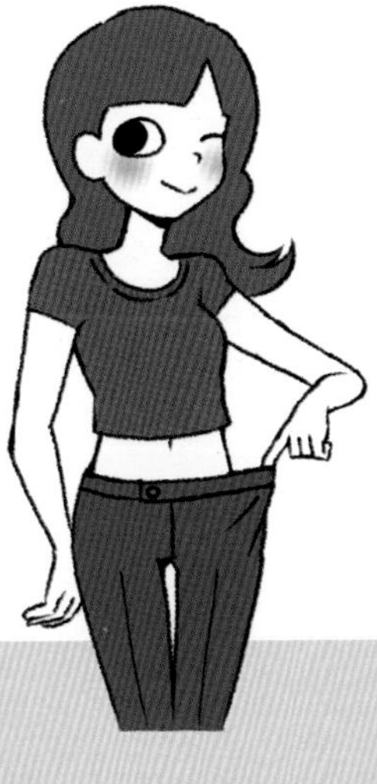

Q 我想要加強臀部，是不是進行各種臀部相關的項目就會有效果？

A 所有的鍛鍊項目都要以固定頻率進行。

想刺激臀部整體的肌肉，可以**執行各種臀部相關的鍛鍊**，不過，每天進行不同的項目、**變來變去，反而會引起不必要的肌肉酸痛**。決定好要做的項目後，以固定頻率進行為佳。

結語

謝謝你閱讀這本書。❀
一直以來，我都很想出一本有關姿勢的書籍，
可以用這樣的形式出版，真的很開心。

我認為「姿勢」這一詞，指的並不是單純地把背打直，
或是看起來姿勢良好而已，
還可以從根本解決肩頸痠痛、頭痛、腰痛等煩惱，
變得不易疲累，每天過得更開心，這才是姿勢良好的理想目標。

我也是抱持著這些煩惱的人之一。

站在電車中搭乘30分鐘，就感到腰很痛，
走很多路的時候，雙腳更是累得受不了。

我想，這一定是因為姿勢不良，
造成站都沒辦法好好站的體態了。

發現這件事後，我開始在日常生活中
加入了各種具有矯正姿勢效果的運動項目。

做了之後，不但不再容易疲累、疼痛，
大腿的浮腫感也消失、臉部的線條也變得更清爽，
能實際感受到外表的改變，真的很棒！

於是，心中有了「既然有這麼好的效果，
我應該要多多告訴其他人」的想法。

「姿勢」目前還是一個陌生的概念，
所以我才要透過插畫，簡單易懂地傳遞給每個人。

希望能讓更多更多人，
了解到勤奮運動身體的美好、快樂。☺

とがわ愛♥

【書籍設計】
東京100ミリバールスタジオ

【DTP】
東京カラーフォト・プロセス株式会社

【校正】
麦秋アートセンター

【編輯協力】
和田方子

【編輯】
間 有希

瘦肌進階！姿勢矯正法
每天3招驅趕姿勢肥胖

原 著名＊やせ筋トレ　姿勢リセット

作　　者＊戶川愛
監　　修＊坂井建雄
譯　　者＊李衣晴

2021年1月28日 初版第1刷發行

發 行 人＊岩崎剛人
總 編 輯＊呂慧君
編　　輯＊黎虹君
設計主編＊許景舜
印　　務＊李明修（主任）、張加恩（主任）、張凱棋

台灣角川

發 行 所＊台灣角川股份有限公司
地　　址＊105台北市光復北路11巷44號5樓
電　　話＊(02) 2747-2433
傳　　真＊(02) 2747-2558
網　　址＊http://www.kadokawa.com.tw
劃撥帳戶＊台灣角川股份有限公司
劃撥帳號＊19487412
法律顧問＊有澤法律事務所
製　　版＊鴻友印刷數位整合
ＩＳＢＮ＊978-986-524-212-1

國家圖書館出版品預行編目資料

瘦肌進階！姿勢矯正法：每天3招驅趕姿勢肥胖
/ 戶川愛作；李衣晴譯. -- 一版. -- 臺北市：
臺灣角川股份有限公司, 2021.01
　面；　公分.

譯自：やせ筋トレ姿勢リセット
ISBN 978-986-524-212-1(平裝)

1.姿勢 2.塑身 3.運動健康

411.75　　109018817

※ 版權所有，未經許可，不許轉載。
※ 本書如有破損、裝訂錯誤，請持購買憑證回原購買處或連同憑證寄回出版社更換。

YASE KINTORE SHISEI RESET
©Ai Togawa 2020
First published in Japan in 2020 by KADOKAWA CORPORATION, Tokyo.
Complex Chinese translation rights arranged with KADOKAWA CORPORATION, Tokyo.